OBSERVATIONS

SUR

LE CHOLÉRA

PAR

LE DOCTEUR J.-D. THOLOZAN

Premier médecin de S. M. le Schah de Perse.

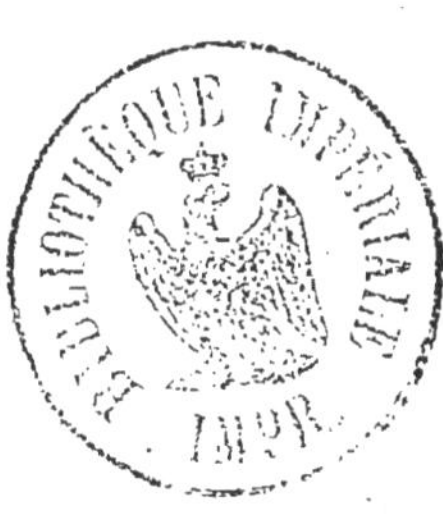

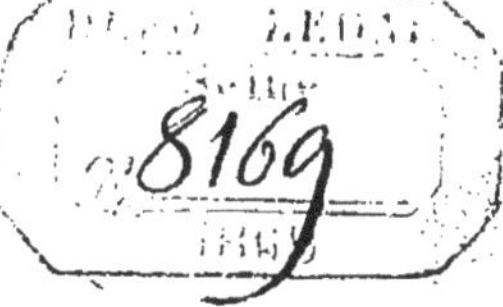

EXTRAIT de la GAZETTE MÉDICALE DE PARIS.

PARIS, 1868.

Paris. — Imprimé par E. Thunot et Cᵉ, rue Racine, 26.

PREMIER MÉMOIRE.

DE L'ANTIQUITÉ DU CHOLÉRA

DANS L'INDE

Téhéran, 20 mars 1868.

La médecine était en si grand honneur chez les Hindous qu'ils disaient que l'une des quatorze choses précieuses que les dieux ont produites en agitant l'Océan, était un médecin instruit. L'art médical fut cultivé dès la plus haute antiquité par ces peuples, et, à une époque reculée, l'observation des maladies y fut tellement riche de faits et perfectionnée qu'elle produisit des classifications, des systèmes et un grand nombre de traités de médecine. Les différentes nations de l'Inde avaient leurs livres médicaux appelés Vagdum. Ceux des Hindous de l'Inde supérieure étaient nombreux, presque tous écrits en sanscrit et rédigés évidemment il y a un grand nombre de siècles. Les livres Tellingas et Tamoules (1) sont plus communs; le plus souvent ce sont des traductions d'ouvrages Sanscrits. Tous ces traités sont versifiés, et les médecins, qu'on appelle Vitians, les connaissent généralement par cœur. Ces médecins, étant de la caste des Soudras (artisans ou ouvriers), n'avaient pas le droit de parcourir les livres sacrés de la médecine qui étaient gardés par les Brahmines; mais ils avaient et ont encore des

---

(1) La langue Tamoule est parlée par une population d'environ dix millions d'âmes qui habitent les districts fertiles arrosés par le Cavery, ainsi que Madras, Pondichéry, Tranquebar, Négapatam, le Carnatic, tout le long de la côte de Coromandel, depuis Pulicat jusqu'au cap Comorin. Le Shan-Tamoul est le Tamoul littéraire. Le Tellinga est parlé de Chicacole à Pulicat, et dans l'intérieur jusqu'aux frontières des pays Mahrattes.

livres médicaux appelés Sastras, nom générique qui veut dire commentaire des Védas.

Les Ayur Védas, ou écrits médicaux les plus anciens de l'Hindoustan, formaient une partie du quatrième ou Atharva Véda. Ils sont presque entièrement perdus; sir W. Jones en a trouvé le premier des fragments, et ce ne fut pas sans un grand étonnement que dans le Véda lui-même il rencontra un Upanishad (1) entier sur l'anatomie, avec l'énumération des nerfs, des veines, des artères, une description du cœur, de la rate, du foie et différentes dissertations sur la formation et l'accroissement du fœtus. Depuis lors on connaît plusieurs autres fragments de l'Ayur Véda, et surtout on en a rassemblé un grand nombre de commentaires.

L'Ayur Véda était composé, dit-on, de cent chapitres de mille stances chacun. Voici comment la mythologie hindoue raconte l'histoire de ce merveilleux ouvrage : Les deux Aswins ou fils de Surya (le Soleil), enseignèrent la médecine de l'Ayur Véda à Indra, et celui-ci à Dhawantrie. Ce dernier, qu'on appelle aussi Kasiraja ou prince de Kasi (Bénarès), eut pour disciple Susruta dont l'ouvrage existe encore. Susruta était contemporain de Rama, le héros du Ramayana. Son livre, appelé Susruta, du nom de l'auteur, est le plus ancien livre de médecine que les Hindous possèdent, à l'exception toutefois de celui de Charaka, qui paraît avoir été écrit à une date plus ancienne encore. On possède un commentaire du Susruta, fait dans le douzième siècle de notre ère par un Cashmirien nommé Ubhatta, et on sait qu'avant celui-là Susruta a eu un grand nombre d'autres commentateurs.

D'autres ouvrages sanscrits médicaux, jadis de grande célébrité dans l'Inde, mais de date moins ancienne, sont le Nidana (2) et le Roganirupana. Je ne doute pas qu'indépendamment des ouvrages Tellingas et Tamoules auxquels j'ai déjà fait allusion, dont le docteur Heyne a donné un extrait dans ses *Tracts on India*, et Ainslie une énumération à la fin de sa *Materia Indica*, on ne trouve des compositions médicales

(1) Sorte de supplément.

(2) Le *Nidana*, ou *Traité de quatre cent quatre maladies*, fut probablement un ouvrage fait en commun par quatre médecins dont les noms sont cités par Ibn Abou Osaïbia dans sa *Bibliographie médicale*. Cet écrivain arabe dit que le livre de Susruta, sur les maladies, leur traitement et leurs remèdes, était divisé en dix parties, et qu'il fut traduit sous la direction de Yahia ben Khaled. Au lieu de Charaka, on trouve dans les livres arabes et persans Sirak, que Ibn Beitar et Rhazès citent comme un auteur qui a écrit sur la matière médicale.

anciennes dans les autres langues vulgaires de l'Inde, telles que le Cashmirien, le Gujerati, le Bengali, le Mahratte. Soma de Koros a fait connaître en 1835 une traduction Thibétaine de plusieurs Sastras ou livres médicaux hindous.

D'après le témoignage d'Ainslie et de sir W. Jones, les médecins qui connaissaient par cœur presque tous les Sastras de médecine avaient plus de talent et moins d'orgueil que les Brahmines. « Ordinairement poëtes, grammairiens, rhétoriciens, moralistes, ce sont les plus aimables et les plus honnêtes des Hindous. » Il y a loin de ce tableau à celui que Sonnerat, d'autres voyageurs et même Mill, dans son *Histoire de l'Inde*, ont fait des médecins hindous qu'ils accusent d'ignorance, de charlatanisme, ou bien auxquels ils n'accordent qu'une connaissance tout à fait superficielle de l'art médical (1). Bernier, dans ses « Mémoires sur l'empire du grand Mongol, » s'exprime en termes fort légers au sujet de la science et de la littérature des Hindous, et il fait preuve d'une observation très-inexacte quand il dit : « Leurs plus fa-« meux Pandets me semblent très-ignorants. Ils ne laissent pas d'as-« surer qu'il y a cinq mille veines dans l'homme, ni plus ni moins que « s'ils les avaient comptées... Toutes ces grandes impertinences que je « viens de vous raconter m'ont souvent fait dire en moi-même que, si « ce sont là les fameuses sciences de ces anciens Bragmanes des Indes, « il faut qu'il y ait eu bien du monde trompé dans les grandes idées « qu'on en a conçues. »

Wilford, qui avait une profonde connaissance des antiquités indiennes, mais dont l'esprit n'était pas assez dégagé de préjugés et de théories; dans le tome troisième des *Asiatic Researches*, dit « que la « physiologie, l'astronomie et l'histoire des Hindous sont enveloppées

---

(1) Jean Gildemeister (*in Scriptorum arabum de rebus Indicis loci et opuscula inedita*, 1839) dit : Illustrandum est quid de Indorum litteris Arabes cognitum habuerint et quosnam libros Indorum in suam linguam conversos legerint. Omnino quidem, si talia licet commemorare, etiam apud eos, ut jam apud Græcos, vaga illa de summa Indorum sapientia invenitur opinio, ita tamen, ut non desint qui magnopere contradicant; e quorum numero est Maimonides, qui etiam hic judaicam arrogantiam prodens ait, ob summam barbariem Indos medios inter homines et bestias indicari. Sed etiam accuratius edocti erant, et scite jam vetus Indopleusta eas disciplinas, in quibus Indi maximè excellerent nominat has : medicinam, philosophiam et astronomiam. Eodem modo Hadgi Kalfa arithmeticam, geometriam, medicinam, astronomiam et metaphysicam enumerat.

« d'allégories et d'énigmes extravagantes et ridicules. » Buchanan (1) raconte « qu'on rencontre des gens qui font des prescriptions médi- « cales, jouent sur un grand nombre d'instruments musicaux et pro- « duisent certains phénomènes curieux qui semblent indiquer une con- « naissance de la physique et des mathématiques. Cependant tout « cela est le fruit de la pratique, d'une longue habitude, d'une grande « mémoire et d'une prodigieuse promptitude d'invention. La médecine « en ce pays est, en vérité, tombée dans les mains de charlatans igno- « rants et impudents. » J'observerai que cela n'empêche pas les livres médicaux d'exister et d'avoir été composés à une époque où les sciences médicales étaient en honneur et cultivées avec désintéressement.

Le docteur Wise, attaché pendant plusieurs années au service médical du Bengale, a plus fait que personne pour peindre l'état ancien et actuel de notre science chez les Hindous. Il a traduit et résumé, sous forme de commentaire, leurs principaux traités de médecine (2). C'est à ce savant ouvrage qu'il faut avoir recours pour trouver la première description médicale du choléra. On pourra juger de son exactitude et de sa portée par la traduction suivante : « Le malade éprouve d'abord « dans le ventre une sensation semblable à celle de l'indigestion, sui- « vie de garde-robes et de vomissements fréquents, d'une grande soif, « de douleurs dans l'abdomen, de défaillances, de vertiges, de bâille- « ments, de crampes aux jambes. La couleur du corps est changée ; il y « a des frissonnements, des douleurs thoraciques, de la céphalalgie. « Les symptômes graves du choléra sont : les lèvres, les dents et les « ongles noirâtres, l'insensibilité, les vomissements fréquents. Les yeux « sont enfoncés, la voix devient faible, les jointures se relâchent, il y « a une grande faiblesse. Dans un tel état on peut emporter le malade « au bûcher, car il ne guérira pas. Les symptômes les plus graves du « choléra sont l'insomnie, l'agitation, les frissonnements, la suppression « de l'urine et l'insensibilité.

« C'est là bien certainement, dit Wise, le même choléra que celui qui « est aujourd'hui si commun et si fatal dans ce pays, mais comme une « maladie sporadique. Il ne paraît pas qu'il ait pris alors le grand dé- « veloppement épidémique qu'il a eu si fréquemment depuis 1817 (3). »

---

(1) Journey through Mysore.

(2) Wise, *Commentary on the Hindee system of medicine.* Calcutta. 1845.

(3) Wise, *Commentary*, p. 330. Il n'est pas fait mention de l'état du pouls dans cet article; mais à la page 204, à propos des différences du pouls suivant les maladies, il est dit que dans le choléra le pouls est profond et très-faible.

Pour le traitement du choléra, les livres hindous recommandent l'application du cautère actuel à la partie interne des malléoles, des applications chaudes sur le corps, une diète sévère. Après les émétiques ils prescrivent des médicaments pour faire disparaître ou alléger les douleurs d'estomac, ensuite ils administrent les purgatifs. Quand la faiblesse et les évacuations ont cessé, une nourriture légère, de digestion facile, est donnée aux malades, par exemple du conjy (décoction de riz) mêlé à des substances stomachiques, des clystères purgatifs préparés avec la décoction de zowhori (convolvulus turpethum), l'huile de ricin, etc.

Pour l'administration à l'intérieur, Susruta recommande les substances suivantes : Myrobalans ; Bucha (racine d'Orris) ; Hingu (asa-fœtida) ; Indrajale (semence antidysentérique de Wright) ; Gringha (petite variété d'ail de couleur rouge) ; Sabardala (sel de roche) ; Atibisha (atis ou bitula). On pulvérise ces substances et on les mêle à de l'eau chaude.

On recommande aussi les graines de moutarde mêlées au sucre. Le sel noir, le sel de roche, l'assa fœtida avec des sucs de fruits acides, doivent être mêlés à l'eau et pris deux ou trois fois par jour.

Plusieurs moyens de traitement sont recommandés dans le choléra, suivant les symptômes prédominants qui se présentent. On peut provoquer les vomissements par la décoction de racine d'Orris, dans laquelle on fait dissoudre du sel. Quand les vomissements sont trop fréquents, on peut les arrêter avec la préparation suivante : Prenez trente-deux Ratis de chacun de ces médicaments (1) : Caranja (Galedupa arborea) ; Nimba (Melia azadivachta) ; Gluchi (Menispermum glabrum) ; Ar-

---

(1) Le nom vulgaire de Ratti, Rattika, dit Colebrooke dans sa note sur les anciens poids indiens (Asiatic Researches), s'applique à la semence rouge. Le rati des joailliers est de sept huitièmes de carat. Le poids moyen de ces semences, pris par sir W. Jones, est d'un grain cinq seizièmes. Quelquefois le Ratti est évalué à quatre grains de riz avec leurs pellicules, ou à deux grains d'orge. D'après les tables de l'Ayin-i-akbéri, le Ratti vaut dix grains d'orge.

Les poids indiens furent ramenés à des étalons plus exacts par Maadopocoro, dans un ouvrage appelé *Paribasha*. Six graines de moutarde font un grain de blé ; trois grains de blé font un Gunja ; le Gunja ou Krishnaia est la semence noire de l'Abrus precatorius ; trois Gunjas égalent un Tola ou poids d'une roupie ; deux Saanous égalent un Tola ; quatre Masha égalent un Saanou ; un demi-tola égale donc quatre Masha ; cinq Ratis égalent un Masha ; un Rati égale donc un quarantième de Tola ou de Roupie.

juna (Pentaptera arjuna); Bacha (racine d'orris) (1). Mêlez à une pinte d'eau et faites bouillir jusqu'à réduction d'un quart.

Contre les crampes, prenez : huile de moutarde, sel de roche et Custa (Costus speciosus); mêlez ces substances chauffées et employez en frictions.

Je n'ai aucunement l'intention de discuter ici la question de l'ancienneté du Susruta. J'ai déjà dit que cet auteur était contemporain de Rama, et que son dernier commentateur vivait à Cashmire au douzième siècle de notre ère. Royle (2) a fait voir que Susruta et Charaka sont cités déjà par Rhazès et Avicenne. « Scharak Indus à Rhazeo citatus « planè ignotus, » dit Sprengel (3). Dietz a donné dans ses *Analecta medica*, d'après Ibn Osaibia, un abrégé de l'histoire de plusieurs médecins indiens. Ces médecins ou philosophes indiens, cités par Osaibia, sont : Katkah, Sandschal, Schanak, Dschuder, Mankah et Saleh-ben-Bahleh. Ces deux derniers médecins vivaient à la cour d'Haroun-ar-Raschid (4). Sérapion, dans son livre des *Médicaments simples* (5), qui date probablement du onzième siècle et qui fut traduit en latin vers le milieu du quinzième siècle, à l'article Myrobolans, cite Charak.

Il paraîtrait, d'après les témoignages d'Osaïbia, que différents traités de médecine furent traduits du sanscrit en arabe et en persan à une époque reculée, et particulièrement les grandes compilations de Charaka et de Sushruta (6). Ainslie a donné à la fin de sa *Materia medica*

---

(1) Ainslie dans sa *Materia indica*, Royle dans son *Essai sur l'antiquité de la médecine indienne*, Wallich dans son magnifique ouvrage sur les *Plantes de l'Inde*, Colebrooke dans ses notes sur l'*Amara cosha*, Roxburgh, et enfin Wilson, le grand indianiste, dans son *Dictionnaire*, ont donné les noms latins d'un grand nombre de plantes indiennes. Ces plantes étaient bien connues des littérateurs, et, à plus forte raison, des savants, puisque dans les poésies sanscrites un grand nombre d'entre elles sont citées comme comparaisons et décrites dans un magnifique langage.

(2) Royle, *Essay on the antiquity of Hindoo medicine*. Londres. 1837.

(3) Sprengel, *Hist. Rei.* Herb.

(4) Vers l'an 800 de notre ère. — Je lis dans le *Tarik hokèmo* de Djemaleddin-ibn-Goufti un article assez détaillé sur le médecin indien Saleh, et sur son habileté de pronostic dans un cas où Djebraïl-ibn-Baktichoue, premier médecin du caliphe, s'était trompé grossièrement.

(5) *Kétab ul advieh ul moufrédeh*, par Sérapion le jeune.

(6) Wustenfeld, dans le Geschichte der Arabischen Aerzte (Gottingen,

indica une liste de livres médicaux persans et arabes, dans laquelle je trouve les livres suivants traduits de l'indien : 1° un ouvrage sur les poisons par Shanak, traduit primitivement en persan par Abou Hatim el Balchi, et ensuite en arabe par Abbas Seide Eldjowhérie (1); 2° un ouvrage arabe de matière médicale, traduit de l'indien de Chachourd; 3° enfin, le *Tohfet* de Mohammed Momin, compilation de matière médicale persane faite sur des ouvrages sanscrits et arabes.

Ces faits prouvent que les ouvrages des médecins hindous étaient célèbres dans tout l'Orient avant le neuvième siècle de notre ère (2). Mais ces ouvrages ont dû être composés dans l'Inde bien longtemps avant que leur réputation ne s'étendît à l'étranger. Ils furent traduits du sanscrit en tamoule par un personnage fameux, Migha Risba, ou saint Agastier ou Agastya, le même qui introduisit la religion et la science des Hindous dans la péninsule avant l'ère chrétienne. Le Charaka et le Sushruta devaient être vulgarisés dans l'Inde supérieure plusieurs siè-

---

1840), d'après Ibn Abou Osaïbia, dit que l'ouvrage de Charaka fut traduit du persan en arabe par Abdallah ben Ali. On ne connaît pas le nom du traducteur persan.

L'ouvrage de Sushruta fut aussi traduit, comme je l'ai déjà observé, en persan ou en arabe par l'ordre du fameux Yahia ben Khaled le Barmekide, premier ministre d'Haroun-ar-Raschid.

(1) Shanak est probablement ici pour Scharak, auquel on attribue aussi un livre sur les poisons, commenté par Mankah à la cour d'Haroun-ar-Raschid, traduit par l'ordre de Yahia ben Khaled en persan, par Abou Hamim de Balk, et traduit ensuite du persan en arabe sous le calife Mamoun.

(2) Les célèbres fables de Pilpay (on devrait dire, selon W. Jones, Bidpay, de Vaidyapaya, le médecin de confiance) furent traduites en persan par ordre de Chosrou Nourhirvan, dans le sixième siècle. — Gildemeister, dans l'ouvrage cité plus haut, dit encore : « De antiquioribus his libris locuples testis est antiquissimus de Arabum litteris scriptor Ibn Abi Jacoub Ibn Alnadim, qui in Indice scientiarum quem scripsit anno 337 inter monumenta litterarum arabicarum etiam peculiari cura egit de libris e linguis græca, persica et indica conversis. — Inter has versiones antiquissimæ fuerunt eæ quæ jam olim in linguam pahlavicam translatæ denuo sub primorum Abbasidorum imperio in arabicum sermonem conversæ sunt. » — Sacy, dans son « mémoire sur l'o- « rigine du recueil des contes, intitulé *les Mille et une Nuits*, » dit, d'après Maçoudy : Hos libros pertinere ad classem eorum qui e linguis persica, indica et græca in nostram translati sunt.

cles avant leur traduction dans les langues de l'Inde méridionale. On arrive ainsi, sans fixer de date précise et sans entrer dans de grands développements que ne comporte pas la nature de ce mémoire, à reconnaître que la description du choléra, telle que je viens de la citer en entier d'après Wise, doit remonter à une grande antiquité, et au moins à deux ou trois siècles avant l'ère chrétienne. Quant à l'Ayur Véda, il devait être beaucoup plus ancien encore; et si l'on évalue à quinze cents, ou douze cents, ou même huit cents ans seulement avant Jésus-Christ, l'époque ou Vyasa recueillit et publia les premiers Védas, on doit fixer, il me semble, à un petit nombre de siècles, après cette époque, la publication des premiers écrits médicaux de l'Inde.

Depuis un très-grand nombre d'années, le choléra est désigné dans l'Inde par les mêmes noms qu'aujourd'hui. Wise emploie, d'après Sushruta, ou plutôt ses commentateurs qu'il a surtout consultés, le mot Bisouchika. Ainslie donne la synonymie suivante : Chirdie Rogoum (sanscrit), Ennétoum-Vandie (tamoule), Vantie (telinga), Dunklugna (dukkanie).

Le mot « murry » ou « mourry, » dérivé des dialectes primitifs du pays (1) et non du sanscrit, s'applique à cette maladie depuis les temps les plus reculés. Ce nom se rencontre dans les Pouranas, commentaires sur les livres sacrés des Hindous (2).

Moresby, dont on a fait Mordexy en portugais et mort de chien en français, est un terme Mahratte qui signifie simplement indigestion ; et aujourd'hui sur la côte de Malabar il est employé exclusivement dans ce sens. « Quand les habitants de Goa, dit M. Gaskoin, veulent dire choléra, ils emploient le mot « Vait, » d'un dialecte Mahratte, le Concani. »

---

(1) On suppose que les aryens ou colonie de Brahmanes parlant le sanscrit se sont établis dans l'Inde douze ou quinze siècles avant Jésus-Christ. Ils venaient de l'Asie centrale et se fixèrent d'abord sur l'Indus et dans le Pendjaule. Ils étendirent graduellement leurs conquêtes vers le sud en refoulant les races aborigènes. Le langage de ces Hindous diffère totalement de celui des aborigènes de l'Inde. Ces aborigènes devaient être d'origine scythe, bien que le tamoule et les autres langues analogues présentent quelques ressemblances avec les dialectes sémitiques. — Les livres sanscrits désignent ces tribus autochthones sous les noms de Mlêchchas, Dasyus, Nishâdas; et il est généralement admis aujourd'hui qu'elles n'étaient pas d'origine aryenne. (Voir l'*Hérodote* de Rawlinson, t. II, p. 489, note de Wilkinson; voir aussi la *Grammaire comparée des langues dravidiennes*, pur Caldwell. Londres, 1856.)

(2) Pouranas, c'est-à-dire anciens. La signification primitive du mot « murry » était probablement « la mort. »

« Il existe, » dit W. Sanderson, » à Vizzianuggur, au devant de l'emplacement d'un ancien temple, un monolithe sur lequel est inscrite une description du choléra. Il n'y a pas de doute que c'est cette maladie que l'on a voulu désigner : « Les lèvres bleues, la face amaigrie, les « yeux excavés, le ventre noueux, les membres contractés et crispés « comme par l'effet du feu, caractérisent le choléra qui descend par la « maligne conjuration des prêtres pour détruire les braves. La respira- « tion épaisse adhère à la face du guerrier, ses doigts sont tordus en « différents sens et contractés. Il meurt dans les contorsions, victime « de la colère de Siva. » Cette inscription, attribuée à un disciple de Bouddha, paraît dater d'une époque antérieure à la conquête d'Alexandre. Le distique qu'elle consacre est connu des Hindous de nos jours ; il a été adopté dans leurs livres sacrés et est encore chanté aujourd'hui dans les fêtes religieuses, en déprécation de la colère de Siva (1).

On sait que c'était une coutume des Hindous de transmettre à la postérité la mémoire des événements importants par le moyen d'inscriptions sur des monuments de pierre. Ils avaient aussi l'habitude de graver, sur des tables de métal ou de pierre, les édits royaux relatifs aux titres de possession des terres. Les premières inscriptions semblables que Wilkins (2) a déchiffrées dataient d'un petit nombre d'années avant ou après la naissance du Christ. Ces premiers documents épigraphiques étaient en pur sanscrit. On a trouvé depuis Wilkins des inscriptions du même genre, qui dataient du dixième et même du seizième siècle de notre ère. Les caractères de ces inscriptions sont les caractères sacrés connus sous le nom de Devanagari, l'écriture des dieux. Les inscriptions découvertes dans les grottes de Salsette, d'Eléphanta, de Mavuliparam et d'autres endroits, sont différentes et montrent que déjà dans les temps anciens une grande variété d'alphabets était en usage dans l'Inde.

Il était curieux de rechercher si on ne trouve point dans les nombreuses inscriptions monumentales de l'Inde, dont on possède aujourd'hui une collection fort étendue, d'autre spécimen d'épigraphie médi-

---

(1) *Suggestions in reference to the present cholera epidemic.* Londres, 1866. Cité par M. Gaskoin in Brit. and for. med. chir. Review, juillet 1867. — Siva, personnage de la mythologie hindoue, est considéré ici comme le dieu de la mort. On le représente souvent dans les sculptures indiennes monté sur un tigre qui vomit le feu, des serpents enroulés autour de ses bras et de sa taille et un collier de crânes humains autour du cou.

(2) *Asiatic researches*, vol. I, II, III.

cale (1). En parcourant les *Essais numismatiques* de James Prinsep (2), dans le chapitre relatif à l'ancien alphabet Bhilsa, je trouve la traduction suivante d'un édit du roi indien Asoka, petit-fils de Chandragupta, ce Sandracottus qui, après la mort d'Alexandre, souleva les provinces indiennes échues à Séleucus, et fut reconnu roi d'une grande partie de l'Inde. Cet édit se trouve gravé sur un rocher à Girnar, près de Junargarth, dans la province de Gujerate. Il a trait, comme on va le voir, à un vaste système d'administration médicale étendu à tout l'empire et comprenant, indépendamment des secours à procurer aux hommes, ceux à apporter aux animaux :

« Partout, dans les provinces conquises de Raja Piadasi, l'aimé des « dieux, de même que dans celles occupées par ses alliés; jusqu'à « Tampabanni (Trapobane) et plus encore, dans les domaines d'Antiyoko « le Grec (Antiochus le Grand), partout un double système d'assistance « médicale est établi, assistance médicale pour les hommes et assis- « tance médicale pour les animaux, avec des médicaments de toutes « sortes utiles aux hommes et aux animaux. Et partout où il n'y a pas « de ces secours, ils doivent être préparés et plantés. Les racines et les « herbes médicales, partout où il n'y en a pas, seront déposées et plan- « tées. Et sur les routes publiques des puits seront creusés et des ar- « bres plantés pour le confort des hommes et des animaux (3). »

« Tout homme de bon entendement, dit Etienne Pasquier, sans voir « une histoire, peut presque imaginer de quelle humeur fut un peuple « lorsqu'il lit ses anciens statuts et ordonnances. » La description et les inscriptions que nous venons de citer se corroborant réciproquement l'une l'autre, suffiront à faire voir qu'il n'y a rien d'étonnant à ce que les symptômes du choléra aient été décrits avec une grande précision dans l'Inde à une époque reculée. Diodore, Strabon, Plutarque, Quinte-Curce font allusion au degré élevé de civilisation auquel était

---

(1) Les Chinois, dit Renaudot, ont une pierre de dix coudées de hauteur élevée sur les places publiques, sur laquelle sont gravés les noms de toutes sortes de remèdes avec la taxe de leur prix. Lorsque les pauvres en ont besoin, ils reçoivent du trésor le prix que doit coûter chaque remède. (Anciennes relations des Indes et de la Chine de deux voyageurs mahométans qui y allèrent dans le neuvième siècle, traduites de l'arabe. Paris, 1718.)

(2) *Indian antiquities*, vol. II. Londres 1858.

(3) La même inscription se retrouve à Dhauli dans le Kuttack et à Kapurdigori à Caboul.

arrivé ce pays à l'époque des conquêtes d'Alexandre. Arrien, dans ses *Indiques*, fait mention spécialement des médecins et des sophistes (sages) hindous qui s'étaient rendus au camp du conquérant macédonien. Les renseignements de sources les plus diverses concordent donc au sujet de la question que nous traitons et se réunissent pour faire admettre cette thèse de l'antiquité de la médecine hindoue et de la plus grande antiquité encore des maladies observées et décrites par Charaka et Sushruta du choléra en particulier.

Quelques personnes diront peut-être, à première vue, pourquoi cette dissertation à propos d'une question dont la solution est d'avance hors de doute, puisque les livres Hippocratiques font eux-mêmes mention du choléra et qu'il est de notion presque vulgaire que cette maladie a été observée dans l'Inde de temps immémorial? Je réponds à cela que je tenais non-seulement à établir d'une manière positive l'ancienneté du choléra dans l'Inde, mais encore à déterminer, avec autant de précision que possible, les symptômes que cette maladie présentait dans ce pays à une époque reculée. C'est pour cela que je regrette que la traduction donnée par Wise soit un peu écourtée. J'aurais désiré que le savant indianiste nous eût donné, si le cadre de son ouvrage l'eût permis, une description aussi détaillée que possible empruntée d'abord aux ouvrages les plus anciens, puis qu'il eût comparé ces symptômes avec ceux décrits dans les ouvrages indiens d'une composition relativement récente. On aurait eu ainsi un tableau fidèle de la maladie dont nous nous occupons, parce qu'elle y aurait été représentée avec ses variations suivant les siècles, si elle en avait présenté. Cette sorte de lacune étant démontrée, je vais essayer de prouver par le raisonnement et l'induction, en m'appuyant du reste sur les textes mêmes de la médecine hindoue, que le choléra n'a pas varié sensiblement dans l'Inde depuis les temps les plus reculés.

A la prendre telle qu'elle est, la description donnée par Wise est remarquable par la gravité des symptômes qu'elle énumère les uns après les autres dans leur ordre de développement et d'importance avec une grande précision pathologique. On reconnaît tout d'abord le choléra indien dans ses traits les plus caractéristiques et avec ses couleurs les plus tranchées. Ce n'est pas cette forme de choléra que les auteurs grecs et latins ont les premiers observée en Europe et que l'on pourrait appeler choléra bénin. Les quelques lignes de la description empruntée aux écrivains hindous font bien voir qu'on a affaire à un mal très-souvent et très-rapidement mortel. Quand ils disent : « Dans un tel « état on peut emporter le malade sur le bûcher, car il ne guérira pas,» c'est évidemment que le cas était toujours désespéré, quand les lèvres et les ongles étaient noirâtres, quand le malade était insensible, que la fréquence des vomissements continuait, que les yeux étaient enfoncés dans les orbites et la voix éteinte (1).

Le docteur Wise a bien reconnu que c'était là le même choléra qu'il observait vers 1840 au Bengale. Il dit que les livres hindous en parlent comme d'une maladie sporadique. Puis il ajoute que cette maladie n'avait pas pris alors le grand développement épidémique qu'elle a eu depuis 1817. Sur ce dernier point je diffère d'avis complétement. Qui prouve que le choléra n'ait pas eu quelquefois dans les temps anciens un grand développement épidémique? Les livres hindous, du moins ceux qu'a consultés Wise, n'en parlent pas. Mais quelles sont, parmi les maladies épidémiques, celles qu'ils signalent particulièrement (2)?

J'ai parcouru avec la plus grande attention à ce sujet le *Commentaire sur la médecine hindoue,* surtout les articles relatifs à la variole, aux fièvres intermittentes et autres, à l'érysipèle, à la dysentérie, et en un mot à toutes les maladies énumérées qui sont susceptibles de prendre la forme épidémique. Nulle part je ne trouve une mention spéciale de ce mode de développement. Est-ce à dire qu'à ces époques reculées ces maladies ne sévissaient jamais que par cas isolés? L'analogie se refuse à admettre cette supposition. La médecine hindoue comme la médecine grecque connaissait les maladies qui se montrent spécialement dans certaines saisons. Charaka admet trois causes générales de maladies, et la troisième de ces causes qu'il énumère, est l'irrégularité des saisons. « Le choléra, la fièvre, la dyssenterie, sont produits par ces « intempéries (3). » « Les irrégularités des saisons produisent un effet

---

(1) Dans le rapport sur le choléra de la présidence de Bombay publié après la grande épidémie de 1817, on cite une lettre du docteur Taylor, qui donne aussi la description du choléra d'après un ouvrage sanscrit. Cette description, dit le comité de Bombay, ne laisse pas de doute que le choléra n'ait été connu des indigènes de l'Inde depuis très-longtemps et prouve même son identité avec le choléra observé dans les temps modernes.

(2) M. Gaskoin fait remarquer justement à propos de l'inscription de Vizianuggur qu'il s'agit là du choléra en tant que maladie contagieuse, ou du moins comme maladie des camps. Les mots « braves, » « guerriers, » indiquent clairement que c'était sur la caste des guerriers ou Kshatriyas que les invocations des brahmines faisaient tomber le choléra. Mais dans les écrits des Hindous, suivant le même auteur, le choléra n'est mentionné nulle part comme maladie épidémique et on ne peut pas, d'après ces documents, se faire une idée de sa fréquence.

(3) Wise, p. 197.

« défavorable sur la santé; les aliments, l'eau, les médicaments mêmes « sont altérés dans leurs qualités dans ces circonstances et des mala- « dies diverses prennent naissance (1). »

On voit d'après ces citations que si les livres hindous n'ont pas noté les grandes épidémies de choléra, ils ont du moins tenu compte de ses épidémies saisonnières. Ce n'est donc pas seulement le choléra sporadique, comme le croit Wise, qu'ils ont voulu décrire. Ils ont tracé en termes généraux les caractères du mal sans dire, à côté de la description pathologique, dans quels lieux il sévissait particulièrement, quelle en était la fréquence dans chaque année et dans chaque saison de l'année. Ces points de vue, si intéressants pour l'histoire des épidémies, sont négligés le plus souvent par les auteurs médicaux de tous les pays et de tous les temps, et même dans les tableaux des maladies que l'on fait de nos jours, il est rare qu'on puisse tenir compte de ces nuances pour toutes les maladies zymotiques.

Quant aux grandes explosions du choléra, si elles n'ont été l'objet d'aucune remarque dans les livres hindous, la même absence de documents s'y révèle à propos de toutes les autres épidémies. Faut-il en inférer qu'à ces époques reculées auxquelles nous faisons allusion les grandes épidémies ne sévissaient jamais? Les textes hindous contredisent cette supposition; ils parlent de pestes, ils voient dans ces fléaux des manifestations de la colère céleste; ils conseillent les ablutions, les pèlerinages; ils connaissent déjà la nécessité d'évacuer les localités infectées. « C'est pendant les saisons anormales que les pestes sévis- « sent, que l'esprit du mal fait ses ravages, et que le nombre et la gra- « vité des péchés augmentent. L'air empoisonné produit souvent les « mêmes effets... Il y a aussi une influence funeste qui émane des pla- « nètes et des étoiles. Dans tous ces cas il faut changer de résidence, « faire des prières et des sacrifices pour la rémission des péchés, in- « voquer l'intercession des brahmines et visiter en pèlerinage les lieux « saints (2). »

Il est vrai que dans ces passages il n'est pas tenu compte de la fréquence ni de la nature pathologique des pestes. Sommes-nous plus avancés en ce qui concerne notre Europe? avons-nous une description des premières épidémies de petite vérole qui s'y montrèrent à une

---

(1) Wise, p. 89.

(2) Wise, p. 89. La croyance à la contagion du choléra est très-ancienne dans l'Inde. Chapman, dans le rapport du Bengale, dit que les Indiens évitent les malades autant que possible et abandonnent les villages infectés.

époque relativement rapprochée des temps modernes? C'est sous le nom de peste, de feu ardent, sous des appellations en un mot très-vagues que cette maladie est désignée. Comme si l'art du diagnostic médical avait été totalement oublié à ces époques. Comme si la médecine qui reconnaissait et avouait son impuissance en face de ces calamités générales abdiquait totalement alors son rôle de science. Comme si l'observation et la description exactes des maladies cessait dans les siècles passés quand ces maladies, prenant une grande intensité, menaçaient tout le monde, jetaient l'effroi et la consternation partout.

En somme, arrivés au terme de cet aperçu, nous pouvons dire en toute certitude que le choléra, depuis les temps les plus anciens, a été observé et décrit dans l'Inde; que les caractères de cette maladie étaient alors ceux qu'elle présente encore aujourd'hui; qu'elle se montrait déjà avec la même gravité, la même acuité; qu'elle affectait comme aujourd'hui dans ses manifestations ordinaires la forme d'épidémie saisonnière. On peut encore ajouter que si les grandes épidémies de choléra ne sont pas mentionnées à ces époques reculées, c'est, selon toute probabilité, parce qu'on confondait sous le nom de pestes tous les fléaux épidémiques, quels qu'ils fussent, les caractères distinctifs de ces fléaux s'effaçant devant la constatation de leur intensité et de leur diffusion. Leur généralisation les faisant pour ainsi dire sortir du cadre pathologique, ils n'étaient plus considérés comme des maladies, mais comme des démonstrations terribles de la colère divine, devant lesquelles la science et l'observation perdaient leurs droits.

Tout extraordinaire que puisse paraître cette marche de l'esprit humain dans notre siècle, si remarquable par la vulgarisation des lumières, elle n'est pas spéciale à tel pays en particulier. Le même phénomène intellectuel se représente partout. On dirait qu'il y a là comme une loi de notre esprit à laquelle nous obéissons. Les effets de cette loi se montreront à ceux qui voudront les étudier non-seulement partout, mais dans tous les temps. A notre époque même, on peut remarquer encore quelques traces de ces influences chez les peuples les plus éclairés.

Nous ne croyons plus généralement que les épidémies soient des maux envoyés par le Créateur pour punir les fautes du genre humain. Ce point de vue n'est plus soutenu dans la science d'aujourd'hui. Mais pour la plupart des épidémies graves et pour celles de choléra en particulier, on est d'avis cependant qu'elles doivent sortir des cadres ordinaires de la pathologie. On leur fait une place à part dans les nomenclatures ou classifications nosologiques. On les considère comme des entités morbides distinctes dont les causes sont toutes spéciales. Si quelqu'un venait à soutenir aujourd'hui, dans les écoles, cette thèse de l'identité de tous les choléras, choléra bilieux, choléra nostras, choléra spasmodique, choléra indien, il serait certainement désapprouvé par les maîtres de la science. La doctrine que j'énonce serait considérée comme une hérésie; non pas qu'elle ne puisse réunir en sa faveur un grand nombre d'arguments, mais parce que telle n'est pas la pente naturelle vers laquelle marche aujourd'hui le courant scientifique.

Toutes les fois qu'une maladie devient très-grave, très-généralisée, on est frappé de ses différences avec les maladies analogues sporadiques, on en fait un être à part, on lui reconnaît une cause particulière. En cela on se rapproche donc, comme je le disais, des anciens. Car, dès qu'on reconnaît que les maladies épidémiques diffèrent du tout au tout des maladies sporadiques, on admet forcément qu'elles constituent une anomalie, un fait exceptionnel contraire aux lois ordinaires de la nature. Supposer, pour expliquer ce fait, l'intervention directe de la Force suprême : la philosophie et les tendances du jour s'y opposent. On cherche alors une autre théorie. Notre époque ne l'a point encore trouvée; je ne crois pas même qu'elle soit en voie d'enfantement à ce sujet. Ce qui nous distingue donc des anciens, ce n'est pas le fait lui-même que je discute, c'est son explication. Ce qui caractérise notre temps, c'est que nous n'avons pas besoin de croyances comme nos pères.

Je me suis demandé si l'on ne pourrait pas essayer de ramener l'opinion médicale vers une autre direction. On a toujours été frappé de la différence qui sépare le choléra épidémique du choléra sporadique. J'ai été, quant à moi, instinctivement appelé à comparer les ressemblances de ces deux maladies, et j'ai réuni quelques faits pour essayer jusqu'où va cette similitude; je présenterai ces faits au public dans un prochain travail. En attendant, j'ai dû continuer mon étude sur le choléra de l'Inde, en le suivant, avec tous les renseignements que j'ai pu réunir en Perse, depuis le siècle passé jusqu'à l'époque actuelle. Ce sera le sujet d'un second mémoire sur cette importante question du choléra qui est à l'ordre du jour, et sur laquelle j'ai voulu apporter aussi mon contingent d'observations.

DEUXIÈME MÉMOIRE.

DU CHOLÉRA DANS L'INDE

DEPUIS LE SEIZIÈME JUSQU'A LA FIN DU DIX-HUITIÈME SIÈCLE.

§ I. — ABSENCE DE DOCUMENS RELATIFS A L'HISTOIRE DU CHOLÉRA DANS L'INDE PENDANT DIX-NEUF SIÈCLES.

L'histoire des maladies a, comme celle des peuples, ses lacunes, ses périodes d'obscurité et d'incertitude. Pour établir la chronologie du choléra dans l'Inde depuis les temps anciens jusqu'aux temps modernes, il faudrait d'abord que ce pays eût joui, pendant cette série de siècles, de cet état de civilisation, de prospérité ou de culture intellectuelle qui est nécessaire à la transcription des grands phénomènes de la nature. La tradition conserve quelquefois longtemps le souvenir des épidémies, les médecins les observent partout plus ou moins; ce qui est rare, c'est la relation authentique de ces événements et sa transmission à l'histoire.

J'ai déjà fait voir que sous le nom de pestes les Indiens désignaient en bloc toutes les épidémies, à une époque de haute culture littéraire et scientifique. Il ne faut pas s'attendre à ce que les choses changent, dans les siècles postérieurs, où cette première et extraordinaire expansion du génie hindou s'amoindrit, perd de sa force et de sa vitalité d'abord pour dégénérer et disparaître ensuite presque complétement. Les conquêtes des musulmans dans l'Inde ont contribué plutôt à éteindre qu'à rallumer la culture des lettres et des sciences hindoues. L'introduction de deux langues nouvelles, le persan et l'arabe (1), l'arrivée de maîtres étrangers portant avec eux une religion qui était loin d'être partout propice aux littérateurs et aux savants, le règne de la force et de la propagande musulmane, toutes ces influences ont dû contribuer d'une manière puissante à restreindre le courant de la science brahminique. Quant à la science arabe et persane dans l'Inde, elle ne fut jamais qu'un pâle reflet de celle des centres principaux de la civilisation arabe et persane. Elle se borna à la copier sans y rien ajouter. On peut voir dans le catalogue de la bibliothèque du fameux Tippoo, sultan, qu'a dressé Stewart, qu'un très-petit nombre d'ouvrages de médecine arabes et persans ont été composés dans l'Inde, et encore ceux-ci ne sont-ils que la reproduction ou des compilations d'ouvrages sanscrits et arabes (2).

Les plus anciens de ces livres ne remontent d'ailleurs qu'au quatorzième siècle. Il y aurait donc là une vaste lacune à combler, et celle-ci ne saurait l'être que par l'examen attentif des ouvrages de médecine composés dans les langues vulgaires de l'Inde, le tamoul et le cyngalais, par exemple, sur lesquels nous n'avons jusqu'ici aucun renseignement positif. Si on consulte l'*Index* de Buist (3), on verra qu'aucun

---

(1) Quand les musulmans gouvernaient l'Inde, ils ne parlaient que le persan. Dans les classes les plus élevées des musulmans de l'Inde, on considérait l'indien comme le langage vulgaire. Le persan était la seule langue usitée dans les tribunaux.

(2) Tels que le *Kéfauiet moudjahidin*, par *Mounsour Mohammed*, ouvrage de pathologie en persan, qui traite surtout des maladies des femmes et des enfants, dédié à Secunder Schah, le second de Delhy, et composé vers le commencement du quatorzième siècle ; le *Maaden al Shéfaï*, ou la Mine des remèdes, traité de médecine composé en 1512 par *Khouas Khan* ; — le *Tebbi akberi*, le *Tedjroubat akberi*, le *Corabidini akberi* ; le premier de ces ouvrages est une traduction persane du célèbre ouvrage arabe *Chère oul aspole*, sur les causes, les symptômes et le traitement des maladies ; le second est un traité général de médecine ; le troisième contient la description et l'usage des médicaments usités dans l'Inde ; l'auteur de ces livres est *Mohammed Acber Arzéni*, médecin de l'empereur Aureng-Zeyb, 1650. Le *Tohfet kani alaudje*, de *Mohammed Kazim ben shérif Khan*, et le *Résâleh Tebbi aspan*, de *Zein* al *Amin*, sont deux traités sur l'art vétérinaire, traduits du sanscrit en persan dans le seizième siècle. (Ainslie, materia indica.)

(3) *Index to books and papers on the physical, geography, antiquities and statistics of India*. Bombay, 1852.

travail sérieux n'a été encore fait sur ce délicat et difficile sujet. Il faudrait qu'un de ces médecins instruits et laborieux que l'Angleterre possède dans l'Inde prît à tâche d'éclairer ce sujet par un travail analogue à celui que A. K. Forbes a fait, en 1856, dans le *Ras-Mala*, ou Annales hindoues de la province de Gujerate. Il y a plus de quarante ans qu'Ainslie a publié une liste des ouvrages médicaux qui se trouvent entre les mains des praticiens indigènes de Ceylan. Ils sont pour la plupart en sanscrit qu'on écrit dans cette île avec les caractères cyngalais. Les ouvrages relatifs à la nature et aux symptômes des maladies sont au nombre de dix. Le plus important de tous est le *Manjusa*, pour la composition duquel 63 sastrums de médecine ont été consultés. J. E. Grundler, dans son *Medicus malabaricus*, parle d'un ouvrage complet de médecine, sorte de compendium des médecins du pays, le *Wagadasastir*. Il cite aussi plusieurs autres ouvrages hindous, un entre autres, sur les maladies endémiques de l'Inde, dont l'auteur porte le nombre à 177. Il y aurait là très-probablement des renseignements fort précieux sur l'histoire du choléra de l'Inde. Mais aucune main n'a encore touché à ce sujet, tant il est vrai que les faits médicaux attirent moins que les simples curiosités littéraires et artistiques l'attention des savants.

A défaut d'écrits médicaux composés par les Hindous eux-mêmes ou par les Arabes et les Persans, on a les ouvrages des historiens, des voyageurs, des géographes (1). Les plus anciens de ces récits datent du neuvième siècle ; ce sont ceux de deux voyageurs musulmans dont les *Relations de l'Inde et de la Chine* furent traduites par Renaudot en 1718 ; viennent ensuite les *Prairies dorées*, du célèbre voyageur et historien arabe Maçoudi, travail composé en 943 ; enfin le livre d'Ibn-Haucal, qui visita l'Inde peu après Maçoudi (2). Mais dans aucun passage de ces ouvrages il n'est question, même incidemment, des maladies de l'Inde. On sait pourtant, d'après le témoignage de ces écrivains, que dans le septième et le huitième siècle les Arabes firent plusieurs descentes sur les côtes du Gujerate, du golfe de Cambay et du pays des Malabares. Des marchands arabes y étaient fixés et l'islamisme commençait dès cette époque à s'y répandre.

A une date plus récente, on trouve encore dans la littérature arabo-

---

(1) *Corpus scrip. vet. qui de India scripserunt.* Schauffelberger, Bonn. 1845.

(2) La géographie d'Ibn-Haukal date de 976. Les *Prairies d'or*, de Maçoudi ont été traduites en français, dans ces dernières années, par MM. Barbier de Meynard et Pavet de Courteille.

persane, parmi les ouvrages dont les auteurs se sont occupés de l'Inde, *le Plaisir du curieux dans les voyages*, par Edrisi (1); le *Lexique géographique* de Gazvini (2); dans la *Géographie* d'Abulféda, un chapitre entier sur les Indes, extrait d'Ibn-Seid; et enfin Ibn-Batuta, le principal des voyageurs arabes, qui observa entre 1324 et 1353. Dans tous ces livres, en partie traduits en français, en latin, en anglais, et tous d'ailleurs maintes fois compulsés par les savants spéciaux, même silence en ce qui concerne les maladies de l'Inde.

Il ne faut pas le cacher, nous avons là affaire à des voyageurs, à des historiens, à des géographes pour lesquels l'observation des maladies n'offrait rien d'intéressant. A une époque où l'Inde était à peine connue de l'Occident, les écrivains avaient surtout à relater la position des lieux, les productions du pays, les mœurs des habitants. L'indication des maladies dans ces ouvrages est un raffinement introduit en cette branche de la littérature dans nos temps modernes. Pourtant il est probable que si des maladies épidémiques graves et surtout nouvelles eussent existé dans l'Inde à cette époque, nous en aurions une mention. Et du silence des observateurs on peut inférer, jusqu'à un certain point, que ces fléaux ne se montraient pas dans ces temps sous une forme qui frappait les esprits, que s'ils existaient ils n'avaient point un très-grand développement, une très-grande intensité, une très-grande persistance dans des années successives. Quant aux autres maladies endémiques, on n'en signale aucune, et cela montre bien que ce point de vue ne fixait aucunement l'attention de ces écrivains des dixième, onzième, douzième, treizième et quatorzième siècles.

A ces témoignages négatifs, je joindrai les trois suivants qui comprennent la période du milieu à la fin du quinzième siècle : Abder-Razzak, ambassadeur du schah Rokh qui, dans l'année 1442, fut envoyé dans l'Inde par voie d'Ormuz et qui alla jusqu'à la fameuse capitale Bijanagun (3), ne parle ni de maladies ni d'épidémies d'aucune sorte. Il resta cependant à Calicut du commencement de novembre à la fin d'avril; il dit que le roi de Bijanagun avait une armée de 1,200,000 hommes; il séjourna plus d'un an et demi dans l'Inde.

Athanase Nikitin, dont les voyages durèrent de 1468 à 1474, fut de

(1) La *Géographie* d'Edrisi, qui date de 1153, a été traduite en français par A. Jaubert.

(2) Composé en 1275. Nous avons en français une traduction de l'ouvrage de Gazvini, « les Merveilles de la nature, » par MM. Chézy et de Sacy.

(3) Aujourd'hui ruine près de Annagoondy sur la Toombuddra.

Ormuz à Choul, près de Bombay, de là à Beder, capitale de l'Inde musulmane. et assista aux cérémonies du pèlerinage de Perwattum, la Jérusalem des Hindous; il séjourna quatre ans à Beder, il y vit des armées de 100,000 hommes.

Santo-Stefano visita l'Inde en marchand, à la fin du quinzième siècle; il en parcourut les différents ports, d'Aden à Calicut, Ceylan, Pégu, Sumatra, Cambay, les Maldives, Ormuz (1).

§ II. — DOCUMENTS RELATIFS A L'HISTOIRE DU CHOLÉRA DANS L'INDE DEPUIS LE SEIZIÈME SIÈCLE, LEUR DISCUSSION ET LEUR INTERPRÉTATION.

Depuis la découverte de l'imprimerie les ouvrages relatifs à l'Asie et à l'Inde deviennent d'année en année plus nombreux ; on en trouvera un catalogue très-complet dans la *Bibliothèque asiatique et africaine* de M. Ternaux-Compans. Je citerai plus particulièrement le recueil très-estimé d'Hakluyt (2), l'ouvrage en Portugais de de Barros (3), les voyages de Jean Mocquet (4), la description des mœurs et de la religion des Hindous, par Edmund Scott (5), les Discours de Linschoten (6) traduits du hollandais en anglais, l'histoire de la découverte et de la conquête de l'Inde, par Manoel de Favia y Souza (7), l'ouvrage de Philippe Baldeus (8) ; enfin le recueil de Renneville sur les voyages des Hollandais dans les Indes Orientales (9). N'ayant pas pu parcourir tous ces ouvrages, je ne puis rien affirmer de positif, mais je crois pouvoir dire cependant qu'il est très-peu probable qu'on y trouve une mention bien explicite du choléra. Marco Polo, qui visita l'Indo-Chine et les îles de la Sonde vers la fin du treizième siècle, n'y fait aucune allusion. Nicolo Conti dont les voyages en Orient, dans la première partie du quinzième siècle, sont racontés par Poggio Bracciolini (10), dit que les épidémies (les pestes) sont inconnues des Indiens, qu'ils ne sont pas ex-

(1) *India in the fifteenth century.* Hakluyt Society.

(2) Londres, 1582 1589 et 1603.

(3) Lisbonne, 1777, 9 volumes. Da Asia de Joao de Barros.

(4) Paris, 1617.

(5) Londres, 1606.

(6) Londres, 1598.

(7) Traduit de l'espagnol en anglais, par J. Stevens, 1695.

(8) Traduit du hollandais en anglais. Londres, 1672.

(9) Amsterdam, 1725, 7 volumes.

(10) Dans son ouvrage intitulé *Historia de varietate fortunæ.* Cette œuvre a été publiée dans la collection de la Société Hakluyt.

posés aux maladies qui enlèvent en Europe une grande partie de la population. C'est pourquoi, ajoute-t-il, leur nombre dépasse toute croyance. Leurs armées consistent en 1 million d'hommes et plus. Notons, ce qui semblerait indiquer en effet une période remarquable par l'absence de haute maladie populaire, que Nicolo dit avoir suivi les armées à plusieurs reprises en temps de guerre, qu'il a parcouru toute l'Inde en différentes directions, à des intervalles de plusieurs années, de Cambaye à Bizénégalia (1), de là à Tellicherry (2), au Malabar, à Ceylan, à Sumatra, puis à Tenasserim, sur le Gange; à Ava, à Cochin, à Calicut.

Ce qui pourrait confirmer jusqu'à un certain point l'exactitude du témoignage de Conti, c'est que Ludovicus Romanus qui était dans l'Inde en 1506, et Antonio Tenveyro en 1526, c'est-à-dire un siècle après lui, ne font aucune mention des maladies du pays (3).

Il en est de même de Maffei de qui on a une histoire générale des Indes, traduite en français par A. de la Borie (4). Mais ce qui est plus curieux, c'est que F. Mender Pinto, qui vers le milieu du seizième siècle, dans l'Inde, en Chine et au Japon, fut plusieurs fois pris et vendu comme esclave, vécut longtemps avec les indigènes et suivit les armées, n'a laissé aucune mention du choléra (5). Les ouvrages de l'aventureux Pinto furent rédigés par lui, à son retour en Portugal en 1558. Il y est question à plusieurs reprises et d'une manière assez détaillée des maladies du pays. Au siége de Prom par le roi de Burmah, une épidémie terrible se déclare sur l'armée et enlève 80,000 hommes dont 500 Portugais; mais il n'est pas dit et il n'est même pas probable que ce fut le choléra. Frey Gaspar de Cruz, qui vers le milieu du sei-

---

(1) C'est la même ville que Bijanagun; on écrit aussi Vijanagan; le véritable nom est Bijayânagan. Nous avons écrit précédemment, d'après M. Sanderson, Vizzianuggun. Cette ville était jadis la capitale du royaume hindou de Carnata dont la puissance fut détruite en 1565, à la bataille de Talicot par une confédération des princes musulmans du Deccan.

(2) Port fortifié de la présidence de Madras, surnommé à cause de sa salubrité le Montpellier de l'Inde.

(3) Cités par M. Gaskoin in *Current litterature of cholera*, p. 221.

(4) *Historiarum Indicarum*, libri VI, Florence, 1588. Ouvrage composé à Lisbonne d'après les documents des archives publiques.

(5) Gaskain in *Brit. and For. med. chir. Review*, 1867, p. 221. Les voyages de Pinto furent imprimés après sa mort, en 1614 à Lisbonne; Bern. Figuer les a traduits en français en 1828.

zième siècle voyagea jusqu'en Chine, parle de tremblements de terre, et aussi de graves épidémies tenant à l'intempérie des saisons, mais il ne spécifie pas davantage le genre de maladies.

Le choléra ne se montrait-il point non plus pendant cette période du milieu du quinzième au milieu du seizième siècle? Les voyageurs que j'ai cités ne l'ont peut-être pas observé, peut-être ne l'ont-ils pas reconnu; mais il est de toute certitude que cette maladie était endémique à cette même époque dans certaines parties de l'Inde, et s'y révélait tantôt par des manifestations sporadiques, tantôt sous forme d'épidémie saisonnière (1). Christoval Acosta, dont le séjour dans l'Inde date de la première moitié du seizième siècle, écrit cette phrase récemment rappelée par M. Gaskoin : « Il est fréquent dans l'Inde, à Morshy, une maladie épouvantable et virulente; les Arabes l'appellent *Hachaiza;* « c'est sans doute une contagion distincte, une peste particulière. » Acosta ajoute avoir vu un bon nombre de choléras dans l'Inde, et il dit qu'à son retour en Espagne il avait écrit à ce sujet dans un but de publication (2). Il y a deux faits à noter dans cette importante citation : d'abord c'est le témoignage d'Acosta lui-même qui porte sur la fréquence, la spécificité et la gravité de la maladie. « Il est fréquent dans « l'Inde, » cela ne donne-t-il pas à entendre que le choléra n'était pas une maladie nouvelle, qu'on l'observait dans le pays avant Acosta? Et, du reste, « les Arabes l'appellent *Hachaiza*, » cela ne démontre-t-il pas qu'on connaissait la maladie depuis assez longtemps, puisque les musulmans lui avaient donné un nom particulier. Et ce nom, quel est-il, que signifie-t-il? C'est une corruption du mot arabe *Heizeh* ou *Alhei-*

---

(1) Humboldt fait remarquer qu'il ne faut pas tirer de trop grandes conséquences du silence des auteurs sur un fait; dans Marco-Polo, on ne trouve aucune mention de la muraille de la Chine; dans les archives de Barcelone, pas la moindre trace de l'entrée triomphale de Colomb dans cette ville; dans les archives du Portugal, rien sur les voyages d'Amerigo Vespucci au service de ce pays. On peut ajouter à ces citations que Marco-Polo, qui a séjourné longtemps en Chine, ne fait pas non plus mention du thé. Mais un fait qui se lie plus étroitement à notre enquête, c'est que les célèbres voyageurs Thévenot et Tavernier, qui parlent longuement d'Alep, ne disent pas un mot du bouton qui s'observe dans ce pays et dans les contrées voisines.

(2) *Tractado de las drogas y medicinas de las Indias Orientales con suas plantas*. Burgos, 1578. Cet ouvrage a été traduit de l'espagnol en latin par Clusius sous ce titre : *Aromatum et medicamentorum in Orientali Indiá nascentium liber*. Antuerpiæ, 1593.

zeh employé par Rhazès, Avicenne et tous les médecins arabes et persans de cette époque et des temps antérieurs pour désigner le choléra.

M. Gaskoin, dont je ne crains pas de mettre à contribution l'intéressant mémoire, a été plus loin. Il a compulsé avec beaucoup d'intelligence et de bonheur les « Lendas da India » de Gaspar Correa, publiées récemment par l'Académie des sciences de Lisbonne : « C'était au prin« temps de l'année 1503, y est-il dit ; l'armée du Zamorin ne perdit pas « moins de vingt mille hommes, indépendamment des blessés. Les ma« ladies ordinaires du printemps y contribuèrent beaucoup, ainsi que « la petite vérole (1). Indépendamment de cela, il y avait une autre « affection foudroyante qui frappait de douleurs dans le ventre et en« levait les hommes en moins de huit heures (2). » Dans ces premières descriptions du choléra, la maladie est toujours appelée « Uma dôr, » une douleur ou une angoisse.

Quarante ans ensuite, d'après le même auteur, il y eut un choléra épidémique à Goa. Cette fois la description de la maladie est assez complète : « Dans le printemps de cette année il y eut à Goa, sur « toutes les classes de la population, sur les enfants à la mamelle « comme sur les octogénaires, une maladie (angoisse) mortelle ; les « habitants du pays l'appelaient moryxy (3). Ce mal sévissait aussi sur « les bestiaux et sur les poules. Aucune cause ne pouvait être assignée « à cette affection mortelle. Les personnes en santé ainsi que les ma« lades succombaient sous ses coups, elle ne respectait rien. Cette « angoisse était si grande et si grave qu'elle paraissait produite par le « poison le plus intense, car il y avait des vomissements avec une « grande altération, comme si l'estomac eût été desséché. Et des « crampes fixées aux tendons des jointures et à la plante des pieds, « avec une douleur si vive que les patients paraissaient à l'article de « la mort. La vue était obscurcie, les ongles des pieds et des mains

(1) J'ai recueilli la description de plusieurs épidémies de choléra dans lesquelles la petite vérole a coïncidé avec la maladie, ou plutôt lui a immédiatement succédé. Telles furent, par exemple, une épidémie de l'île Maurice, de la Jamaïque et des autres colonies des Indes Occidentales. M. Bertherand nous apprend (*Médecine et hygiène des Arabes*) qu'en 1835 et 1849 le choléra succéda en Algérie, ainsi que dans le Djérid tunisien, à une épidémie de variole.

(2) *Lendas da India*, publié sous la direction de R. J. de Lima Felner. Vol. I, liv. IV, p. 489.

(3) M. Gaskoin observe que l'*x* en portugais se prononce généralement comme le *sh* anglais.

« noirs et recourbés. Aucun de nos médecins ne trouva de remède à « ce mal. Les malades vivaient tout au plus un jour ou un jour et une « nuit après avoir été attaqués ; de telle sorte que sur cent malades, il « en échappait à peine dix, et ceux-là étaient ceux qui dès le début « de la maladie avaient fait usage des médicaments des indigènes. Le « gouverneur ordonna aux médecins d'ouvrir un cadavre afin de dé- « couvrir la cause de ce mal, et les médecins ne découvrirent rien « d'anormal, si ce n'est un estomac contracté et plissé comme le gésier « d'une poule, ou comme un morceau de cuir recroquevillé au feu. En « conséquence, les maîtres médecins déclarèrent que ce mal frappait « l'estomac, le racornissait, et que telle était la cause de la mort. »

La conséquence générale à tirer de ces recherches historiques est très-simple. De ce que les voyageurs ne signalent point l'existence d'une maladie dans une localité, et à plus forte raison dans un pays aussi vaste que l'Inde et possédant des climats très-différents les uns des autres, il ne faut pas croire que la maladie n'a point existé à ces époques. On voit, relativement au choléra, que dès que les Portugais se sont établis dans l'Inde, dès qu'ils y ont formé des comptoirs, dès qu'ils y ont eu une société et des médecins, l'existence du choléra les a frappés comme elle devait le faire, à cause du type grave que présentait la maladie, de sa soudaineté, de l'intensité de tous les symptômes, de la nécessité d'un traitement convenable dès le premier début du mal. Zacutus Lusitanus déclare déjà positivement que le choléra de l'Inde est bien plus grave que celui de Lisbonne et d'Amsterdam. Cet habile médecin, qui observa en Portugal à la fin du seizième siècle, et en Hollande au commencement du dix-septième, avait été en rapport fréquent avec les nombreux voyageurs de ces deux pays, qui à cette époque entretenaient de constantes relations avec l'Inde; et il avait dû apprendre d'eux quelle différence il y a entre le choléra indien et le choléra européen.

Notons bien, d'ailleurs, que dans aucune partie de ces relations on ne parle du choléra comme d'une maladie nouvelle. Si elle s'était montrée dans l'Inde sous cette forme grave, seulement au commencement ou au milieu du seizième siècle, les médecins portugais qui furent les premiers en rapport avec les indigènes, qui faisaient même quelquefois assez grand cas de leur traitement, n'auraient pas manqué d'apprendre et de dire que la maladie s'était montrée, avec ces caractères particuliers, récemment ou depuis un certain nombre d'années. A la manière dont les faits sont racontés et établis, on voit bien que la maladie n'est pas nouvelle pour les Hindous et que ses caractères essentiels n'ont pas varié. Il y a donc tout lieu de croire que dans les siècles antérieurs au seizième la maladie dont nous nous occupons a existé dans l'Inde avec ces mêmes caractères que nous lui avons trouvés dès la plus haute antiquité.

M. Gaskoin fait toutefois remarquer que Corréa, dans le titre du chapitre 24 que nous avons cité, désigne le choléra sous le nom de maladie nouvelle : « De la grande mortalité de Goa par suite d'une nouvelle « maladie appelée mordexy, et de la difficulté qui s'ensuivit pour les « funérailles d'un si grand nombre de personnes. » Corréa a sans doute parlé de la nouveauté de la maladie pour les Portugais nouvellement arrivés et n'ayant probablement pas encore été témoins d'une épidémie aussi intense que celle de l'an 1543. Trois siècles après, quand les Anglais furent témoins de la grande épidémie de 1817, beaucoup de personnes aussi et même des médecins capables la prirent pour une maladie nouvelle. La même assertion se reproduit à chaque maladie grave, surtout quand il y a un long intervalle entre deux de ses manifestations épidémiques successives.

Vers la même époque que celle dont parle le chroniqueur Corréa, c'est-à-dire vers 1543, vivait à Goa un médecin portugais fort instruit et observateur original, Garcia d'Orta, dont l'ouvrage fut imprimé à Goa même en 1563 sous ce titre : *les Simples, les drogues et les médecins de l'Inde*, sous forme de dialogues, en portugais. LA REVUE MÉDICO-CHIRURGICALE BRITANNIQUE ET ÉTRANGÈRE a reproduit en entier sous sa forme originale le dialogue dix-septième qui traite de l'arbuste *Costo* et de la *Collerica passio*. Je résume dans l'extrait suivant, sans omettre aucun point essentiel, tout ce qui a rapport aux symptômes et au traitement du choléra dans ce curieux dialogue (1) :

« Le choléra est beaucoup plus grave à Goa qu'en Europe ; il tue or- « dinairement dans les premières vingt-quatre heures ; sa durée ne dé- « passe que rarement trois ou quatre jours. Le pouls est très-petit et

---

(1) M. Gaskoïn, qui a eu sans doute recours à l'ouvrage original même, dit que des abrégés en ont été faits par Carolus Clusius et par Bontius, et qu'Acosta l'a pillé sans miséricorde. J'ajouterai que la collection des exotiques de Clusius, le célèbre botaniste Lécluse, a été imprimée à Leyde en 1605, in-folio en 10 livres, dont 2 sont consacrés à Garcia d'Orta, et qu'Antoine Colin a publié une traduction française de ces exotiques. Indépendamment de ce grand ouvrage, le résumé que Charles Lécluse a fait de Garcia d'Orta a paru séparément à Anvers, en 1574 ; il y en a eu plusieurs éditions in-12.

Quant à Bontius, son abrégé de Garcia d'Orta se trouve dans les diverses éditions qu'on a données de ses œuvres, sous le titre de *Notæ in Garcia ab Horto*.

« souvent on ne peut pas le sentir; le corps est froid, couvert d'une « sueur glaciale, et cependant le malade ressent une grande chaleur et « s'agite beaucoup. Il y a une grande soif, les yeux sont enfoncés, pas « de sommeil. Le malade a des évacuations continuelles par le haut et « par le bas jusqu'à ce que, par le manque de force, ces symptômes « cessent. Les évacuations sont composées d'eau qui n'est ni amère ni « acide.

« Il faut réchauffer la chambre du malade, l'entourer de vêtements « chauds, s'abstenir de lui donner de l'eau, ou bien lui en faire prendre « en très-petite quantité à chaque fois. Il faut lui toucher légèrement « les pieds avec le cautère actuel. Il faut administrer un vomitif et un « lavement. Faites des frictions avec de l'huile chaude le long du dos, « sur la colonne vertébrale et sur les jambes surtout. Cette maladie est « une affaire sérieuse pour les médecins et les infirmiers; il faut que « chacun sache faire son devoir au moment propice. Le vomitif sera de « gruau aromatisé avec du cumin et légèrement édulcoré : j'ai trouvé « cela utile. Le clystère sera aussi de gruau d'orge, auquel on ajoutera « de l'huile de roses et du miel rosat. Le liniment sera composé d'huile « de ricin et d'huile de rue, à cause du poison contre lequel il faut « lutter.

« Certains genres d'aliments sont aptes à devenir pernicieux et à en- « gendrer cette maladie : tels sont les melons, les concombres, les « pêches, les abricots, le fruit du Jack (artocarpus integrifolia).

« Orta a vu des cas dans lesquels il n'y avait ni vomissements ni « crampes aux jambes, et seulement une grande gêne de la respiration, « un empêchement de respirer. D'autres meurent de pure prostration, « soit après avoir mangé des crevettes empoisonnées, soit après des « excès de femme, et les Indiens appellent cela le mordexy sec.

« Cette affection attaque plus fréquemment les gros mangeurs et ceux « qui font des excès de femme. Juin et juillet, qui correspondent à Goa « au printemps, sont les mois où on la rencontre le plus fréquemment. Les « médecins du pays font un grand usage de l'eau de riz, associée au pi- « ment et au cumin, qu'ils appellent conje. Contre les crampes ils « serrent fortement la tête à l'aide d'une bande et ils appliquent des « anneaux étroits autour des jambes, des genoux, jusqu'aux pieds. Ils « administrent aussi du bétel et d'autres drogues.

« Orta désapprouve l'usage des épices à l'intérieur : il n'emploie les « médicaments excitants qu'à l'extérieur. Il fait usage de la thériaque « dissoute dans l'eau, le vin ou l'eau de cannelle. Il la donne aussi en « lavements et à doses croissantes. Il proscrit les jaunes d'œufs dans « l'alimentation et recommande particulièrement l'eau de poulet ou « plutôt de perdrix. »

Y a-t-il rien dans cette description qui donne lieu de penser que le choléra fût une maladie nouvelle vers le milieu du quinzième siècle? Si tel avait été le cas, un observateur exact aurait-il omis un détail aussi important? Loin de là. Orta dit que les Arabes connaissaient la maladie sous le nom d'*Hachaiza*, et que Rhazès la décrit sous le nom de *Saida* (1). Ce n'était donc pas une maladie nouvelle pour les médecins musulmans qui pratiquaient à cette époque sur la côte de Malabar. De plus, quand *Ruano*, l'un des interlocuteurs, demande : « Est-ce là cette « maladie qui enlève les gens si rapidement et de laquelle il en est si « peu qui guérissent? Dites-moi, quel est son vrai nom en Europe et « dans l'Inde? Quelle sorte de chose est-elle et qu'est-ce qui est bon « pour cette maladie? » *Orta* répond : « Elle est appelée chez nous « *cholerica passio* et par les indigènes *morxi*. » N'aurait-il pas ajouté alors que c'était un mal nouveau qu'il observait ou que les indigènes observaient depuis quelques années seulement.

Après tous ces rapprochements, je demeure de plus en plus convaincu que l'expression de « nouvelle maladie, » employée par le chroniqueur Corréa, veut dire maladie nouvelle pour les Portugais récemment établis sur cette côte. C'était probablement la première épidémie grave qui les frappait, et pour un historien qui écrit pour les Portugais, non point une histoire générale, mais une sorte de chronique, l'expression de « nouvelle maladie » se comprend tout naturellement. Quant aux lecteurs qui auront eu la patience de me suivre dans cet exposé, j'espère qu'ils ne seront pas éloignés maintenant de croire que le choléra a été toujours endémique dans l'Inde, et que ses explosions plus ou moins générales sous forme d'épidémie ont pu varier de fréquence, suivant les localités et les temps, sans manquer cependant de se produire à plusieurs reprises dans la série des siècles. C'est pour compléter la démonstration de ce problème, et afin qu'il ne reste aucun doute dans les esprits, qu'il faut poursuivre l'histoire du choléra dans l'Inde, depuis le seizième siècle jusqu'au commencement du dix-neuvième. Nous allons retrouver pendant cette période, sur laquelle les documents ne manqueraient pas, s'ils étaient tous rassemblés, un plus grand nombre de faits qui tous, portant les mêmes caractères que nous avons déjà cités, donneront le même enseignement, à savoir que les symptômes du choléra n'ont pas sensiblement varié dans l'Inde, qu'il a toujours été une maladie très-grave dans la grande généralité des cas et dans la plu-

(1) Ces mots *Hachaiza* et *Saida* me paraissent tous les deux des corruptions du mot arabe *Heizeh*; car Rhazès et Avicenne n'ont décrit aucune maladie sous les noms de *Hachaiza* et de *Saida*, mais ils ont décrit le choléra à l'article *Al-Heizeh*.

part des localités, que sa fréquence n'a jamais été la même, et qu'elle s'est modifiée suivant les années avec des variations dans l'intensité du fléau, variations qui n'ont jamais changé la nature pathologique de la maladie.

Purchas, qui publia au commencement du dix-septième siècle une des premières et des plus intéressantes collections de voyages imprimés et manuscrits, après avoir décrit les saisons pour ainsi dire opposées qui s'observent aux mêmes époques sur la côte de Malabar et sur celle de Coromandel, après avoir parlé de la force du vent et de l'état orageux de la mer pendant le temps de l'hivernage, ajoute que pendant l'été une brise régulière souffle le matin de la terre et le soir de la mer. « Ce changement, dit-il en terminant, cause ordinairement des mala- « dies, des flux, des fièvres, des vomissements dangereux et même « mortels à un grand nombre, comme cela se voit à Goa, où dans l'hô- « pital du Roi, qui est seulement pour les blancs, il en meurt cinq cents « par an. Purchas ne fixe pas d'époque ; mais il est probable qu'il s'a- « git de la fin du seizième siècle, d'après les noms des voyageurs cités « auxquels ces observations sont empruntées (1). »

Dans le voyage de Middleton à Bantam et aux îles Moluques, publié dans la collection de la Société d'Hakluyt, il est dit qu'un certain nombre de personnes moururent du flux (flixe) en 1605. On ajoute que cette maladie régnait à Java. On l'attribua à l'eau de Bantam (2). En lisant cette relation, on demeure à peu près certain que, sous le nom de *flixe*, le narrateur a voulu désigner, non pas le choléra, mais la dysenterie.

Nous voici maintenant arrivés à l'époque de Bontius. Il était médecin de la compagnie hollandaise des Indes-Orientales et observait à Batavia vers 1629. Nous avons déjà remarqué qu'il avait connaissance de l'ouvrage de Garcia d'Orta. « Le choléra-morbus, dit-il, est extrême- « ment fréquent dans l'île de Java. Dans cette maladie, une matière « bilieuse chaude irrite l'estomac et les intestins, et est rendue conti- « nuellement en grande quantité par la bouche et par l'anus. C'est une « affection de l'espèce la plus aiguë et qui demande des soins immé- « diats... Dans la forme la plus grave, les esprits animaux sont rapide-

---

(1) Purchas, *His pilgrimages or relations of the world, the religions*, etc., 1613, chap. IX, § 1. *Of the seasons of the year and of the ports next to Combaia.*

(2) Andrew Borde aussi, un observateur sagace, dit qu'à Bantam la mortalité était excessive à terre et sur les navires en 1542; mais il n'indique pas le genre de maladie.

« ment épuisés, et le cœur, source de chaleur et de vie, est accablé « par des effluves putrides. Ceux qui en sont attaqués meurent généra- « lement, et cela très-promptement, dans l'espace de vingt-quatre heures « au plus. Cette maladie est accompagnée d'un pouls faible, d'une res- « piration difficile, de refroidissement des extrémités. A ces symptômes « s'ajoutent une grande chaleur interne, une soif insatiable, une in- « somnie continuelle, une agitation incessante du corps. S'il survient « alors une sueur froide et fétide, il est certain que la mort est pro- « chaine. »

A ce tableau si exact, qui prouve que le médecin hollandais a observé à Java au commencement du dix-septième siècle le choléra asphyxique le plus intense, il manque des traits essentiels, les crampes, par exemple. Bontius traite, dans des articles séparés, du *choléra-morbus* et des *spasmes* qui probablement ne formaient qu'une seule et même maladie, laquelle se montrait tantôt avec prédominance des phénomènes asphyxiques, « épuisement rapide des esprits animaux et acca- « blement du cœur par des effluves putrides, » tantôt avec réaction convulsive plus dessinée, comme dans le cas cité de Cornelius van Royen qui fut pris subitement du choléra à six heures du soir, et qui expira dans les convulsions et dans une agonie terrible avant minuit (1).

On peut reprocher à Bontius de ne pas avoir donné une description aussi complète de la maladie que les médecins portugais qui observaient à Goa cinquante ans avant lui; on peut dire qu'il a eu le tort de la décrire dans deux chapitres différents et de n'en pas avoir saisi l'ensemble; on peut critiquer son diagnostic quand dans la maladie du gouverneur général des Indes, choléra qui emporta ce grand fonctionnaire en quelques heures, il croit avoir affaire à une affection des organes respiratoires. Nous n'avons pas à faire ici le panégyrique du savant médecin hollandais, ni à faire l'exposé de ses doctrines médicales. Il nous suffit de remarquer que sa description est assez caractérisée pour mettre hors de doute qu'il a observé à Java, au commencement du dix-septième siècle, le choléra avec ses symptômes les plus graves. « Bontius, disent les auteurs du *Compendium de médecine*, a donné « une description assez détaillée du choléra indien qui peut être par- « faitement rapprochée de nos écrits les plus modernes. » En effet, pendant longtemps ce médecin a passé pour le premier observateur européen qui ait décrit le choléra dans l'Inde.

(1) Jacobi Bontii Roterodamensis, *De medicina Indorum methodus medendi indica.* L. L. Ludg. Bat., 1642. Dans cet ouvrage Bontius, à propos des maladies de Java, parle spécialement du Beriberi, de la dyssenterie, du choléra-morbus, des hydropisies, des fièvres continues.

Après l'époque de Bontius, les observations sur le choléra de l'Inde se multiplient, et si j'avais ici toutes les sources d'information que je voudrais consulter à ce sujet, l'étendue de ce travail serait considérablement augmentée sans que peut-être la portée scientifique des déductions s'en accrût. Force m'est, du reste, de me borner aux matériaux que j'ai sous la main en Perse.

Dans un ancien ouvrage sur les maladies de l'Inde méridionale, par Fra Paolino da San Bartholomée, il est question du choléra spasmodique sous les noms de *shani*, *mordexi*, *nicomber*. On recommande, pour le traitement de cette maladie, la drogue amère (1).

Au commencement du dix-huitième siècle, le missionnaire protestant J. E. Grundler, que j'ai déjà cité, visitait aussi le sud de l'Inde et en particulier la côte de Malabar. Il eut occasion d'étudier les maladies du pays, non-seulement *de visu*, mais d'après ce qu'en disaient les médecins indigènes. Un abrégé de son travail a été publié à Nuremberg en 1727, dans les *Actes de l'Académie des curieux de la nature*, sous le titre de ***Medicus malaborius, seu brevis relatio de statu artis medicæ inter gentes malaboricas***. Grundler n'est pas certainement sans avoir observé le choléra, ou sans en avoir entendu parler comme d'une maladie endémique très-grave. Malheureusement les observations de Grundler, écrites par lui en allemand, n'ont pas été publiées en entier.

Mais dans le siècle passé, beaucoup de voyageurs français et anglais ont décrit le choléra endémique et épidémique de l'Inde. C'était toujours une maladie terrible par sa virulence et sa fatalité. En 1774, le docteur *Paisley* (2) (de Madras) écrit que le choléra est souvent épidémique parmi les indigènes qu'il fait périr rapidement. Dans une expédition que firent les Anglais dans ce pays vers cette époque, cette maladie fut très-fatale aux troupes européennes et indigènes. *Sonnerat*, dans son voyage aux Indes Orientales, parle d'une maladie épidémique qui régnait sur la côte de Coromandel, et ses observations s'étendent de 1774 à 1781. Les symptômes qu'il rapporte sont bien ceux du choléra : « Ceux qui étaient attaqués avaient jusqu'à trente évacua-« tions en cinq ou six heures, ce qui les réduisait à un tel état de fai-« blesse qu'ils ne pouvaient ni parler ni se mouvoir. » « Ils étaient « souvent sans pouls, les mains et les oreilles froides, la face grippée ; « l'enfoncement des yeux dans les orbites était le signe de la mort. Il « n'y avait ni douleurs d'estomac, ni coliques, ni ténesmes. La plus

(1) La drogue amère était composée de mastic, de résine, de myrrhe, d'aloès et de racine de créate (justicia paniculata).

(2) Cité par Scott dans son rapport sur le choléra de Madras en 1817.

« grande souffrance était celle d'une soif ardente. » C'était donc la même maladie que Paisley observait de son côté dans les mêmes localités et vers la même époque. La classe pauvre, remarque Sonnerat, souffrit surtout de ses ravages; elle fit périr soixante mille personnes de Chérigan à Pondichéry.

Les ravages ne se bornèrent pas là. Les établissements français de la côte de Coromandel avaient à cette époque des relations très-fréquentes soit par des navires marchands, soit par des navires de guerre, avec l'île Maurice, où se trouvaient un point de relâche et une station militaire importante. Or il est à peu près sûr qu'une épidémie de choléra eut lieu dans cette île en 1775. C'est le docteur Burke, qui était chef du service médical à Maurice en 1819, qui donne ce renseignement : « Une épidémie, sous tous les rapports semblable à celle de « 1819 (1), a eu lieu dans cette île en 1775. Les symptômes graves et « subits, la durée de la maladie paraissent avoir été les mêmes qu'en « 1819 (2). »

Indépendamment de ces derniers faits qui annoncent bien le commencement d'une période de virulence plus grande, le choléra a sévi une fois épidémiquement dans l'Inde, au siècle passé, sur de grandes étendues de pays. En 1780, une épidémie de choléra est vaguement signalée dans le pays de Bundelcund. En 1781 et 1782, plusieurs provinces éloignées les unes des autres furent successivement attaquées. D'après les renseignements fournis par Jameson, auteur du remarquable rapport sur le choléra du Bengale, c'est dans l'armée de sir Eyre Coote, près de Gandjam, sur la côte de Coromandel, que la maladie débuta. Au mois de mars 1781, « un choléra qui, par ses symp« tômes, son intensité et sa diffusion présentait tous les traits de la « grande épidémie de 1817, envahit le corps d'armée du Bengale, sous « les ordres du colonel Pearse, pendant qu'il s'avançait à travers les « circars du nord et après une marche de six jours sur la côte de la « mer pour rejoindre l'armée de sir Eyre Coote. Cette épidémie débuta « avec une inconcevable furie. 700 hommes moururent dans les pre« miers jours; la route fut parsemée de morts et on laissa en arrière « 300 convalescents sur une force de 5,000 hommes. Des hommes en « parfaite santé tombaient par douzaines, et ceux qui étaient le moins « gravement atteints étaient généralement morts ou sans espoir de gué-

(1) Le choléra fut transporté cette année de l'Inde à Maurice (voir la thèse de Quesnel, Paris, 1823, n° 65) et à Bourbon (voir *Annales marit. et colon.*, 1820, t. XII).

(2) Cette remarque de Burke est citée dans le rapport de Scott.

« rison en moins d'une heure. Les spasmes des extrémités et du tronc « étaient horribles à voir. Tous avaient des vomissements et des garde-« robes en nombre effrayant (1). »

Quelque temps après, cette maladie apparut à Calcutta, et après y avoir donné lieu à une grande mortalité, elle gagna le nord de l'Inde. L'année 1782 l'épidémie s'étendit dans la direction du sud, à Madras, Pondichéry et dans l'île de Ceylan, à Trincomalée. Presque aucun des symptômes de la maladie ne manque dans les descriptions données alors *de visu* par les médecins Curtis et Girdleston : « Les mains et les « pieds sont généralement imprégnés d'une sueur froide, les ongles « sont livides, le pouls de plus en plus fréquent et faible, l'expiration « si condensée qu'on la voit et qu'on la sent en même temps. Elle sort « comme un courant froid qu'on perçoit à une grande distance; la soif « est insatiable, la langue blanchâtre, mais jamais sèche. Les vomisse-« ments deviennent incessants, et la soif, la sueur froide et les spasmes « augmentent avec ces vomissements. » Quelques-uns moururent pen-

---

(1) Gandjam, district et ville de la présidence du Bengale. La ville est située sur la rive gauche du Rosikoila-Nuddée, près de l'embouchure de cette rivière, dans le golfe du Bengale. Elle est aujourd'hui presque déserte. En 1815, une fièvre épidémique grave enleva un grand nombre de ses habitants indigènes et européens. La station civile et militaire fut alors transportée à Chicocole, à 110 milles au nord-est. On prétend aujourd'hui que cette localité n'est plus insalubre.

Toutes les rivières du pays de Gandjam sont des torrents qui sont à sec une partie de l'année. La côte de la mer, rocheuse et escarpée dans le sud, se transforme au nord en une plaine étendue, sablonneuse, occupée en partie par le lac Chilka. Ce lac a 42 milles de long sur 15 de large ; sa plus grande profondeur n'excède pas 6 pieds. Pendant la saison chaude et à la fin de la saison des pluies, les fièvres d'un caractère grave y sont communes. (Thornton, GAZETTEER OF INDIA. Consulter aussi Annesley, DISEASES OF INDIA, à propos de la topographie médicale de Gandjam.) Je n'ai pas de renseignements précis sur la route suivie le long de la mer par la colonne du colonel Pearse; mais comme ces troupes venaient de Calcutta, il est probable qu'elles marchèrent le long de cette côte d'Orissa, remarquable par son insalubrité, après avoir traversé l'embouchure de la Maha-Nuddée, qui a tous les caractères des sonderbunds du Gange. Tout le sol bas et alluvial de cette côte, qui borne au nord-ouest le golfe du Bengale, est remarquable par son insalubrité, si ce n'est au sud dans le voisinage de Juggernatt et de Kanavak.

dant la première heure de l'attaque, d'autres vécurent encore un ou deux jours avec des vomissements.

La même maladie, sous le nom de « mort de chien » ou de « crampe, » sévit en 1782 sur la flotte de sir E. Hughes : « Les malades étaient « immédiatement épuisés, les extrémités étaient froides, le visage li- « vide; il y avait un grand désir de boissons froides, mais pas de cé- « phalalgie, pas d'affection du *sensorium commune* pendant toute la « maladie. »

Curtis a observé cette affection à l'hôpital et sur la flotte à Madras, du mois de juillet au mois de septembre 1782. Girdleston décrit une maladie tout à fait identique qui s'attaquait aux troupes récemment arrivées d'Angleterre, dont plus de cinquante hommes furent enlevés trois jours après leur débarquement. En 1783 il y eut une épidémie de choléra dans le pays de Travoncore; elle fut signalée par le chirurgien d'état-major Hay, auquel on doit quelques observations intéressantes sur le choléra. Dans la même année le choléra est aussi observé à Paliconda, dans le district d'Arcot, dans l'armée d'observation et parmi les indigènes (1).

Le fait important qui caractérise cette année est l'explosion du choléra au mois d'avril à *Hurdwar* ou *Gangadwara*, *les portes du Gange.* 1783 était une de ces douzièmes années considérées par les Hindous comme plus propitiatoires que les autres. Aussi la réunion des pèlerins fût-elle considérable à Hurdwar; on l'évalua à près de deux mil-

---

(1) Travoncore est un État de l'Inde méridionale borné au nord par le territoire de Cochin, au sud et à l'ouest par l'Océan Indien. Les mois de mars, avril, mai y sont les plus chauds de l'année et aussi les plus insalubres. En décembre, janvier, février, les nuits sont froides comparativement, la rosée forte. Malgré la position de Travoncore, presque sous l'équateur, les vallées et les plaines centrales, en conséquence de leur grande élévation, jouissent d'un climat tempéré. Les parties basses de cette province sont rafraîchies par des pluies abondantes, par le voisinage des montagnes et la proximité de la mer. Ce pays, bien que très-humide, n'est pas considéré comme positivement insalubre pour les Européens. (Thornton, GAZETTEER OF INDIA.)

Paliconda est une petite ville de la présidence de Madras, située à 26 milles à l'ouest d'Arcot.

Arcot est une ville salubre, située sur une petite éminence sur la rive droite de la rivière Palar. Elle a des casernes pour trois régiments. C'est une localité très-chaude, dit Annesley, mais qui a toujours été salubre.

lions (1). L'épidémie éclata par un vent d'est très-fort qui s'éleva pendant la nuit; elle enleva vingt mille personnes en moins de huit jours. Cependant son influence était, dit-on, si localisée, qu'elle ne s'étendit pas au delà de Hurdwar et qu'elle cessa après la dispersion des pèlerins (2).

Cette grande épidémie de 1781, 82, 83, débuta ainsi près de Gandjam, dans la partie nord du territoire connu sous le nom des Cinq-Circars. De là elle s'étendit au sud de la Péninsule d'une part, et d'autre part elle gagna le nord de l'Inde en passant par Calcutta. Ses ravages ne s'arrêtèrent qu'à Hurdwar, dans le point où le Gange sort des montagnes pour se rendre dans les plaines, à 160 kilomètres au nord-est de Delhi, et à 1,024 pieds au-dessus du niveau de la mer. Nous sommes loin de connaître exactement l'histoire de ce fléau. On est dans l'impossibilité d'indiquer tous les points qu'il a envahis et tous ceux qu'il a respectés. Nous ne le connaissons que par l'esquisse forcément imparfaite qu'en a tracée le rapport du Bengale; toutefois ces traits suffisent pour

---

(1) Rapport de Jameson.

(2) Hurdwar; comme cette ville est située par le 29°—57′ de latitude, à l'endroit où le Gange entre dans l'Hindoustan, elle est plus que toutes les autres stations du fleuve visitée par les pèlerins. La facilité qu'on a pour arriver à cette localité des différents points de l'Asie, augmente sans doute encore le pèlerinage. Les ablutions dans le Gange sont le grand rite pratiqué là par les Hindous. Les ablutions commencent dans le mois de chaitra, quand le soleil entre dans le signe de Mina ou des Poissons, et elles finissent quand le soleil entre dans le Bélier. Chaque douzième année est célébrée avec de grandes réjouissances et est appelée le Cumbh-Mela. Les ablutions, à ces époques duodécimales, sont considérées comme les plus efficaces. Le 10 avril est le dernier jour des purifications. La foire, qui a lieu à l'occasion de ce pèlerinage, est l'objet d'un trafic très-étendu, et était dans le temps la plus considérable de l'Inde. Il y venait des marchands du Pendjaub, de la Tartarie, de Cachemire, du Rajpootanah, etc. Hardwicke, qui était au Cumbh-Mela de 1796, évalue à deux millions et demi la multitude assemblée. Douze ans après, Raper, qui assistait au Cumbh-Mela de 1808, estime à deux millions le nombre des pèlerins. Si c'est pendant un Cumbh-Mela que le choléra a éclaté à Hurdwar, ce ne peut-être en 1782, comme le dit M. Gavin-Milroy, ni en 1783, comme le dit J. R. Martin, d'après Jameson : ce doit être en 1784. J'aime mieux croire qu'il y a eu à cette époque, pendant plusieurs années successives, le choléra au pèlerinage d'Hurdwar.

montrer que dans la seconde moitié du dix-huitième siècle, il y a eu dans l'Inde une grande manifestation cholérique qui, débutant à 315 milles environ au sud-ouest de Calcutta et tout à fait en dehors du Delta du Gange, a parcouru en deux années la péninsule et l'Inde centrale, marchant dans les premières localités du nord au sud, et dans les secondes du sud au nord.

Après l'année 1783, nous retrouvons ce que l'on voit toujours après ces grandes explosions. Le mal s'apaise, l'incendie s'éteint pendant quelque temps, et après une certaine période d'incubation il se rallume de nouveau dans des localités différentes et par foyers isolés. L'un des grands avantages de l'histoire des épidémies, a dit W. Farr, est de montrer que ces fléaux, sous leur forme la plus grave et la plus terrible, marchent avec quelques perturbations dans une certaine orbite définie, et qu'après avoir exercé leurs ravages pendant un certain nombre de jours, ils disparaissent. Nous ajouterons qu'ils disparaissent pour revenir à des intervalles plus ou moins longs et par explosions plus ou moins graves en relation avec l'époque, l'intensité et la répétition des explosions antérieures.

Scott, ce même médecin judicieux et capable, qui rédigea le rapport sur le choléra de la présidence de Madras, nous informe qu'en 1787 Duffins observa, à Vellore (1), un choléra-morbus d'une telle violence que la plupart des malades étaient emportés en douze heures. La même maladie sévit à Arcot, éloignée seulement de seize milles de la première ville. Dans cette station Davis entendit dire aux chirurgiens de régiments que tous ceux qui furent attaqués moururent infailliblement. Thomson donna le même récit que Davis, et tous deux remarquèrent dans leurs autopsies que la vessie était tellement contractée, qu'elle n'était pas plus grosse qu'une noisette. Cette épidémie d'Arcot et de Vellore était tout à fait semblable à celle qui avait sévi dans le même district, à Paliconda en 1783, en 1781 à Gonjam, sur le détachement des troupes du Bengale, et à d'autres époques dans différentes autres localités. Les symptômes caractéristiques étaient le spasme de la région précordiale et une subite prostration des forces.

En 1790, vers le milieu d'avril, un choléra grave, de forme spasmodique, se montra sur un détachement de troupes sous les ordres du co-

(1) Vellore, ville forte du district d'Arcot, présidence de Madras; c'est une localité propre, bien aérée, pourvue d'excellente eau. Quoique la chaleur y soit très-grande, cette station est considérée comme l'une des plus salubres du Carnatic. Aucune station ne la surpasse en salubrité, dit Annesley; des régiments arrivés de mauvaises garnisons, y sont promptement revenus à la santé.

lonel Cockwell. Ce détachement, qui allait du Bengale à Séringapatam, fut attaqué par la maladie dans les Circars du nord, cette même région où neuf ans auparavant le corps d'armée de Pearse avait eu si cruellement à souffrir (1).

Le chirurgien d'état-major Hay signala une autre épidémie qui eut lieu, en 1792, dans le pays de Travoncore (2).

Nous voici arrivés presque à la fin du dix-huitième siècle. Pendant cette période de 1774 à 1792, on remarquera que l'on ne parle du choléra que comme d'une maladie épidémique. Devant ces manifestations générales, les cas isolés sporadiques ou endémiques ne sont même pas notés. Ce qui frappe exclusivement l'attention, c'est le mal terrible qui attaque en même temps un grand nombre de personnes. L'histoire de ces dix-huit années épidémiques, tout incomplète donc qu'elle est, contient bien des enseignements; et d'abord, remarquons que c'est à l'époque où les guerres et les conquêtes des Européens dans l'Inde deviennent plus importantes, au moment où leurs armées, leurs agents, leurs voyageurs commencent à pénétrer librement dans l'intérieur du pays que les données précédentes ont été recueillies et conservées. Si ce grand développement du choléra avait eu lieu à une époque un peu antérieure, les témoignages de Paisley, Sonnerat, Burke, Curtis, Girdleston, Hay, Duffins, Davis, nous auraient manqué et n'auraient pas pu être remplacés par d'autres, parce que les Européens ne pénétraient que difficilement et rarement dans l'Hindoustan. Il faut donc noter avec tout le soin qu'elle mérite cette grande manifestation épidémique qui se compose, comme on a pu le voir, d'une série d'explosions graves, rapprochées les unes des autres dans un grand nombre de localités rapprochées ou distantes. Mais il faudrait se garder de conclure que c'est la première grande manifestation épidémique du choléra dans

---

(1) Les cinq Circars du nord. Dénomination fort ancienne, qui correspond à l'une des divisions du territoire de la province de Madras. Ce pays, cédé à la France en 1753, resta sous notre domination pendant six ans seulement. Il est compris aujourd'hui dans les districts de Guntoor, Masulipatam, Rajahmmundry, Vizagapatam, Ganjam.

(2) Jameson signale vaguement une épidémie de choléra qui eut lieu dans le Bundelcund à la fin du dix-huitième siècle. Nous avons noté déjà l'épidémie qui se montra dans ce pays en 1780. Nous verrons plus tard que c'est dans la même localité, en 1817, que le choléra parut dans l'armée du marquis Hastings. C'est donc à des intervalles de vingt années à peu près que la maladie se déclare trois fois à notre connaissance dans ce pays, sous forme d'épidémie.

l'Inde. L'histoire et l'analogie protestent contre une semblable interprétation, et je serais pleinement satisfait de mon travail, n'aurait-il d'autre utilité que d'avoir nettement établi ce point de doctrine : que le choléra s'observait de toute antiquité dans l'Inde avec les mêmes caractères et avec les mêmes modes de développement qu'aujourd'hui. C'est là, à mon avis, l'une des vérités fondamentales de l'histoire du choléra, et les lecteurs ne devront pas s'étonner si je prends tant de soin à l'établir sur les données les plus positives.

Avant de finir ce chapitre où se termine l'histoire du choléra dans l'Inde pendant le dix-huitième siècle, passons en revue les symptômes de cette maladie tels qu'ils sont décrits par les observateurs que nous venons de citer :

La description que nous a laissée le naturaliste Sonnerat forme à elle seule un tableau assez exact de cette affection : « Les malades ont jus-« qu'à trente évacuations en cinq ou six heures, ce qui les réduit à un « tel état de faiblesse qu'ils ne peuvent ni parler ni se mouvoir. » Ces quelques lignes peignent bien le début subit de la maladie et la prostration effrayante qui accompagne ces premiers symptômes. Sonnerat signale ensuite l'absence du pouls, le refroidissement des mains et des oreilles, la rétraction des traits du visage, l'excavation des orbites, la soif intense. Il voit presque tous les caractères généraux du mal et observe bien qu'il n'y a ni douleur d'estomac, ni coliques, ni ténesme. Il n'a pas remarqué les crampes, ou bien elles n'existaient pas, ou plutôt elles ne formaient pas un des symptômes saillants de la maladie, comme cela se voit dans certaines épidémies. Par contre, en 1781, c'est-à-dire à la même époque où Sonnerat quittait l'Inde, dans le corps d'armée du colonel Pearse, « les spasmes des extrémités et du tronc étaient « horribles à voir et les malades avaient tous aussi des vomissements et « des garde-robes en nombre effrayant. » Notons, pour expliquer cet apparent contraste des symptômes, que Sonnerat a presque exclusivement observé sur les Indiens et sur ceux de la classe pauvre, tandis que les régiments du colonel Pearse étaient des régiments anglais. Or on sait que non-seulement le choléra est plus grave sur les Européens que sur les indigènes, mais que les phénomènes convulsifs de la maladie prédominent chez les premiers, tandis qu'ils sont en général moins accentués sur les Hindous.

Pour avoir une description complète du choléra, il faut donc rapprocher les notes des observateurs et les compléter les unes par les autres. Dans toute esquisse il y a des traits qui échappent au meilleur peintre, il y a des perspectives et des teintes qui l'impressionnent davantage, et puis la nature a une telle variété dans ses aspects et dans ses produits, qu'aucun phénomène et qu'aucun fait ne ressemblent complétement aux autres dans tous les détails. Aussi, les descriptions des médecins Curtis et Girdlestone appellent l'attention sur des points nouveaux. Nous y voyons figurer la « lividité des ongles » qui indique le changement de coloration du système cutané, une première cyanose, ou une cyanose plus prononcée que celle du tronc et de la face, produite (1) aux extrémités. « La langue, disent-ils, est blanchâtre, mais jamais sèche; » ils ne notent pas qu'elle est froide, mais ils ont déjà remarqué que les pieds et les mains sont imprégnés d'une sueur froide. Et, du reste, le trait qu'ils ajoutent est d'une importance capitale et juge complétement la question du diagnostic : « L'expiration est si con- « densée qu'on la voit et qu'on la sent en même temps; elle sort comme « un courant froid qu'on perçoit à une grande distance. » Curtis et Girdlestone, à deux mille ans d'intervalle, notent, presque dans les mêmes termes que le poëte hindou, ce symptôme si grave du refroidissement de l'air expiré et de sa condensation (2).

Nous venons de faire voir que Curtis a noté la « lividité des ongles; » il y a plus : dans une autre occasion, sur les malades de la flotte de sir E. Hughes, il parle de la « lividité du visage. » Il veut sans doute mentionner par là cette altération de la couleur de la peau que les modernes ont appelée *cyanose*. On sait que ce phénomène n'est pas également prononcé dans tous les cas, qu'il prend des aspects différents selon la coloration antérieure de la peau, que celle-ci tienne à l'influence de la race ou du hâle.

On dira peut-être que, malgré nos recherches, nous ne sommes pas encore arrivés à trouver la mention de deux symptômes indispensables pour caractériser le choléra, le vrai choléra, le choléra indien : « La « suppression de la sécrétion urinaire et les évacuations riziformes « caractéristiques. » En cela se manifeste une des tendances les plus marquées de notre siècle; on veut être complet et précis sur toutes choses. La *suppression urinaire* n'a pas été notée peut-être dans le choléra de l'Inde dans les siècles antérieurs au dix-neuvième. Mais il serait bien étonnant qu'avec le concours de tant d'autres symptômes celui-ci vînt à manquer. Il y a des faits qui sont la conséquence les uns des autres. Quand en quelques heures il se produit plus de trente évacuations très-abondantes, n'est-il pas presque évident qu'il ne peut y avoir de sécrétion urinaire? Et quand les malades meurent dans la première heure ou dans les premières heures qui suivent l'invasion

(1) Correa signale, en 1543, les ongles noirs et recourbés.

(2) Voir le premier mémoire sur le choléra : *De l'antiquité du choléra dans l'Inde*, la traduction de l'inscription de Vizzianuggur.

foudroyante du mal, a-t-on le temps et l'occasion de s'enquérir de la sécrétion urinaire? Du reste, afin d'ôter matière à toute contestation, je rappellerai les autopsies pratiquées à Arcot en 1787 par Davis et Thompson, dans lesquelles on trouva la vessie contractée et pas plus grosse qu'une noisette. Les anatomistes savent bien que ces vessies indiquent l'absence de toute sécretion urinaire.

Restent, il est vrai, les évacuations caractéristiques riziformes. Mais quand Sonnerat parle de trente évacuations très-copieuses en cinq ou six heures, il ne dit pas non plus qu'elles étaient biliaires; cela serait d'ailleurs presque impossible. Nous connaissons de nos jours assez bien la physiologie pathologique du choléra pour savoir que si en peu d'heures il y a un grand nombre d'évacuations très-copieuses, une perte subite des forces, et que si en même temps les ongles et le visage deviennent bleus, la face crispée, les yeux excavés, les extrémités froides, le souffle de la respiration glacial, les fonctions du foie doivent être suspendues comme celles du rein, comme toutes celles qui tiennent à l'hématose. De ce que la plupart des observateurs du siècle passé n'ont pas observé la couleur des évacuations, il ne faut pas penser qu'elles n'étaient pas blanchâtres. Est-il nécessaire d'ajouter que quand tous les symptômes de la maladie sont présents il ne faut pas conclure, de l'absence d'un seul d'entre eux, que ce n'était pas là le vrai choléra, surtout quand il est à peine possible que ce symptôme fût réellement absent.

Je dirai plus, quand des observateurs éminents tels que Bontius, qui ne sont pas cependant réputés célèbres pour leur exactitude comme cliniciens parlent, sous l'influence des idées théoriques dominantes, « de matières bilieuses chaudes (1) qui irritent l'estomac et les intes- « tins, et qui sont rendues continuellement et en grande quantité par « la bouche et par l'anus, » je ne crois pas que, même dans ces cas, il y ait eu toujours des garde-robes et des vomissements de nature exclusivement biliaire. Je sais trop quelle influence exercent sur l'observateur les idées systématiques. Du moment que l'on considérait le choléra comme une affection due à la surabondance de la bile ou à son acrimonie, on ne remarquait pas que les évacuations ne présen-

(1) Curtis, qui observait dans l'Inde cent cinquante ans après Bontius (dans son *Traité sur les maladies de l'Inde*), et J. Johnson, plus rapproché encore de notre temps (dans son remarquable *Essai sur l'influence des climats tropicaux*), disent que le choléra fatal, grave et spasmodique est très-fréquent sur la côte de Malabar, et ils l'attribuent à la présence d'une bile âcre dans les premières voies.

taient pas, souvent ou quelquefois au moins, de trace de ce liquide. Toute évacuation dans le choléra était alors une évacuation biliaire, quelle que fût sa couleur. Les malades n'ont-ils pas du reste quelquefois, même après les vomissements incolores, le goût de l'amertume biliaire à la bouche? Il en était de même à l'époque où l'on voyait dans tout choléra le résultat d'une indigestion. On trouvait toujours alors, soit dans la quantité, soit dans la nature des aliments, quelque chose qui expliquait la maladie.

Que si les observateurs du dix-septième et du dix-huitième siècle n'ont pas noté les évacuations décolorées du choléra, cet habile médecin, Garcia d'Orta, qui, lui, n'avait pas de système à mettre en avant, et qui était aussi bon clinicien que savant botaniste, dit que « les évacuations sont composées d'eau qui n'est ni acide ni amère. » Ce sont donc bien là les évacuations incolores du choléra qu'on observait dans l'Inde vers le milieu du seizième siècle, et cela non pas dans une épidémie particulière, mais dans les cas ordinaires de l'endémie de Goa. Quand on aime l'exactitude, il faut la porter partout et bien se pénétrer de cette vérité : qu'il y a eu de tout temps des observateurs exacts, et qu'il faut seulement se donner la peine d'interpréter les écrits des anciens pour trouver ces données dont l'histoire des maladies a un indispensable besoin.

Malgré tous les développements dans lesquels je suis entré, la question n'est pas encore tranchée. A mesure que la science progresse, des horizons nouveaux se développent, des questions imprévues surgissent ; il est vrai que les horizons anciens s'obscurcissent quelquefois et qu'on oublie trop souvent l'importance des questions qu'on agitait sur les bancs de l'école. Pourtant s'il est du devoir de l'écrivain de tenir compte des tendances de chaque époque, il lui faut surtout ménager celles de son propre temps ou, du moins, ne pas négliger d'en parler. Or, dans ces dernières années, une caractéristique nouvelle du choléra a surgi, à laquelle on ne s'attendait pas. On a bien reconnu qu'il serait difficile de soutenir que les symptômes du choléra indien dans les siècles antérieurs au dix-neuvième n'étaient pas tout à fait semblables à ceux qu'on observe depuis 1817 ; on a dit pourtant que, dans les siècles antérieurs au nôtre, tous les choléras observés dans l'Inde ou ailleurs n'étaient pas le véritable choléra indien et devaient être considérés comme des choléras nostras. On a ajouté que « ce serait une erreur grave dans la théorie et dangereuse dans la pratique que de vouloir assimiler ces deux maladies et même de croire que l'une doive être certainement considérée comme la transformation de l'autre (1). »

---

(1) M. Daremberg, JOURNAL DES DÉBATS, 9 février 1866.

Le véritable choléra indien ne daterait donc que de l'épidémie de 1817 et du mois d'août de cette année. « C'est le seul qui soit *envahissant*, « le seul qui soit doué de la propriété de se transmettre à de grandes « distances de son point d'origine. » Quelle preuve invoque-t-on en faveur de cette doctrine qui nous est venue, je crois, de l'autre côté du Rhin (1)? C'est celle du pèlerinage d'Hurdwan en 1783. « Il arriva en « cette année, dit le savant professeur d'histoire de la médecine, près « d'un million de pèlerins qui, tous, le plus souvent sans abri et mal « vêtus, passaient les jours et les nuits par une température extrême- « ment variable, sur les bords du fleuve. Dès le commencement des cé- « rémonies expiatoires le choléra éclata avec une telle violence qu'il fit, « disaient les indigènes, plus de vingt mille victimes ; mais, ajoute le « médecin anglais, *le fléau n'a pas pénétré une seule fois dans le village « de Juvalapore, qui était voisin, et il disparut aussitôt que les pèle- « rins se séparèrent*. Malheureusement ce n'est pas ainsi que se com- « porte le véritable choléra indien, car c'est précisément quand les « pèlerins ou les caravanes se dispersent qu'il nous arrive tantôt par une « voie et tantôt par une autre. »

Ce n'est pas ici le lieu de discuter la question de la contagion du choléra. Je répondrai seulement que jusqu'à présent on n'avait pas vu en pathologie que la contagion ou la transmissibilité d'une maladie formât son principal caractère pathognomonique à l'exclusion des autres symptômes. Cette propriété de transmission inhérente à différentes espèces morbides est sujette à tant de variations, elle a tant de conditions indéterminées, indépendantes de la maladie elle-même et de ses germes, qu'il n'est pas possible d'en faire un caractère diagnostique de quelque valeur. Pour une même épidémie, là où les circonstances qui aident ou favorisent la propagation sont favorables et où la maladie se transmet au loin, on dira que c'est le choléra indien ; et là où ces circonstances adjuvantes ne sont pas réunies, on dira que c'est le choléra nostras. Voilà cependant où l'on peut arriver en partant de prémisses d'une exactitude douteuse. Rien ne peut remplacer les symptômes pour le diagnostic des maladies. Sans doute la faculté de transmission est elle-même, si l'on veut, un symptôme, mais il viendra toujours en seconde ligne quand il s'agira de fixer l'espèce des maladies. Il y a beaucoup de maladies transmissibles qui forment autant de types pathologiques spéciaux, et jusqu'ici l'on n'avait pas vu, quand ces maladies ne se transmettent pas, qu'on dût les placer dans un cadre à part. A ce titre il fau-

---

(1) Kiehl, *Origine et prophylaxie des épidémies éclaircie par l'histoire du choléra*. Berlin, 1865. Cité par M. Daremberg.

drait doubler les cadres de toute une partie de la pathologie, celle qui traite des maladies zymotiques, et faire dans la variole, dans la scarlatine, la rougeole, le croup, le typhus, etc., deux espèces, suivant que ces maladies se transmettent ou ne se transmettent pas. Qui ne sait qu'il y a pour toutes les épidémies des organisations et des milieux réfractaires? « Aucune épidémie, dit l'auteur du *Kamel-el-Senaè*, ne tue « tout le monde ; ces maladies attaquent seulement ceux qui ont dans « leur organisme un levain semblable à celui qui existe dans l'atmo- « sphère viciée (1). » Effluves, levains, humeurs ou germes flottant ou non dans l'atmosphère, le fait est que ces maladies ne se communiquent pas toujours et que cette contagion qui les multiplie peut cependant ne pas exister sans que la maladie change de nature. La même épidémie qui se communique de Paris à mille localités voisines ne se communique pas à Lyon et à cent autres localités qui sont préservées au milieu de la conflagration générale. Ce que *Ali-Abbas* et les auteurs grecs et latins avant lui disent des individus qui restent sains au milieu de la maladivité générale, on peut le dire aussi des localités qui restent intactes dans les épidémies les plus généralisées ; on peut le dire surtout à propos du choléra, non-seulement en Europe, mais dans l'Inde ; non-seulement dans le siècle passé, mais dans le siècle actuel et dans cette même épidémie de 1817, qu'on voudrait nous présenter comme le début d'une ère nouvelle. Nous verrons dans un autre chapitre, en faisant l'histoire du choléra dans l'Inde depuis 1817 jusqu'à nos jours, qu'il n'envahit pas toutes les localités, et qu'à côté même des lieux infectés il y a eu des villages et même des villes épargnés par le fléau.

Cette explosion du choléra à Hurdwan ne démontre rien autre chose, si ce n'est que, dans une vaste contrée comme l'Inde, quand le choléra a existé depuis un certain nombre d'années à l'état endémique, comme nous savons positivement que la maladie se montrait depuis 1774, une réunion extraordinaire de pèlerins est capable de devenir l'occasion d'une explosion grave dans la localité même où se fait le pèlerinage. Que si après cela les pèlerins se dispersent, tout encombrement cesse et la maladie disparaît faute des conditions adjuvantes qui lui donnaient naissance. La raison et l'expérience indiquent que ces sortes de foyers, qui se forment ainsi dans des pays où le choléra est endémique ou épidémique toutes les années, doivent être distingués avec soin de ceux qui s'allument dans des contrées où, la maladie n'ayant pas paru depuis longtemps, les populations sont plus prédisposées à en recevoir l'inoculation.

(1) Ali ben el Abbas, 994.

Du reste, sur quelle autorité digne de foi s'appuie-t-on quand on dit que le choléra disparut complétement après la dispersion des pèlerins? Sait-on si le choléra les suivant dans leur retour, ils n'ont pas, rencontrant des localités prédisposées, semé la maladie sur leur route ou dans leurs foyers? Croit-on qu'en 1783 on pouvait avoir des renseignements bien positifs sur les populations de l'Inde centrale au point d'assurer qu'elles ne furent pas en quelques endroits le théâtre d'une épidémie influencée par le retour des pèlerins? Aujourd'hui même, à plus de quatre-vingts ans de distance, l'administration anglaise des Indes serait bien embarrassée de faire une semblable enquête. Comment aurait-elle pu recueillir des données si certaines à une époque où la *Compagnie* possédait à peine un dixième des territoires du pays, et où son autorité dans les provinces du nord-ouest n'était pas reconnue?

La même doctrine que je combats ici se retrouve dans les travaux de la conférence sanitaire internationale de Constantinople.

« Il suffit de rappeler, dit-on, que dans la dernière partie du dix-« huitième siècle, en 1781, 83, 91, plusieurs épidémies de choléra très-« meurtrières furent constatées dans différentes parties de l'Inde, et « cela dans des provinces parfois très-distantes l'une de l'autre. Telles « furent l'épidémie observée à Hurdwar en 1783, au nord de l'Hin-« doustan, et celle signalée à peu près vers la même époque à Travan-« core, au sud de la Péninsule. » Ces prémisses étant ainsi établies de telle manière que la même épidémie est prise pour plusieurs épidémies, le rapporteur ajoute naturellement dans le paragraphe suivant : « Quoi « qu'il en soit, que la maladie de 1817 fût identique ou non à celle des « épidémies précédentes, toujours est-il que de là date une phase nou-« velle dans l'histoire du choléra. Au lieu de rester comme autrefois « circonscrit dans les provinces où il apparaissait de temps à autre « sous forme d'épidémies qui s'éteignaient sur place, le choléra prend « tout à coup un *caractère envahissant*. »

Le caractère envahissant n'est-il pas nettement marqué dans les explosions cholériques de la fin du dix-huitième siècle? Ne voit-on pas la maladie, partie comme d'un centre, rayonner dans différentes directions? Sur quelles preuves se base-t-on pour dire que ces épidémies s'éteignaient sur place? Toutes les données historiques, que nous avons rassemblées dans ce mémoire, protestent contre une semblable interprétation. Le lecteur voit maintenant la nécessité qu'il y avait d'insister sur tous les détails dans lesquels nous sommes entré. Sans cela, comment pourrions-nous dire ici, contrairement à l'opinion nouvelle, que le choléra de 1781, 83, était un choléra envahissant au même titre que celui de 1817? Certainement, si l'on choisit deux points extrêmes de son parcours, Travancore et Hurdwar, et si l'on supprime tous les points intermédiaires successivement envahis à partir du point de départ, que nous avons signalé à Ganjam, on aura deux épidémies qui n'ont aucun rapport l'une avec l'autre. Mais si l'on étudie les faits dans l'ordre chronologique où nous les avons rangés, il est impossible de ne pas reconnaître que l'épidémie d'Hurdwar n'est pas une explosion isolée. Elle se lie étroitement au contraire à l'épidémie observée d'abord à Ganjam, puis à Calcutta, puis de cette ville sur la grande route qui mène au nord de l'Inde vers Hurdwar.

La grande épidémie de la fin du dix-huitième siècle a pu être plus lente dans sa marche que celle de 1817; elle a pu mettre deux fois plus de temps que cette dernière pour atteindre le nord de l'Inde. La rapidité d'extension des épidémies dépend, entre autres conditions, de la facilité et du nombre des communications. Or tout porte à croire qu'en 1817 les communications étaient plus faciles et plus nombreuses entre Calcutta et les provinces du nord-ouest, et l'histoire démontre que dans cette même année fatale de 1817, de grands mouvements de troupes avaient lieu dans cette direction. Peut-on s'étonner alors que la maladie ait été plus rapidement envahissante en 1817 qu'en 1781? Du reste, indépendamment de ces considérations, la rapidité de la marche des épidémies dépend de conditions non encore élucidées entièrement. Sait-on pourquoi le choléra de 1832 mit trois ans pour aller de Paris à Marseille, dans sa première invasion en Europe, tandis qu'en 1849, 54, 65 il mit à peine un intervalle de quelques mois pour franchir la distance entre ces deux villes? Est-on autorisé à dire pour cela que le choléra de 1832 n'était pas le choléra envahissant?

J'irai plus loin, et puisque la discussion est ouverte, j'ajouterai que l'étude attentive des épidémies de la fin du dix-huitième siècle m'a convaincu que ce choléra était aussi contagieux que celui de notre époque. Le docteur Chapmon, dans le *Rapport* du Bengale, dit que les Indiens évitent ordinairement les malades autant que possible. Il ajoute que les médecins indiens abandonnent quelquefois leur poste dans la crainte de la contagion. Nous avons vu, dans l'ouvrage de Wilde, qu'à propos des épidémies en général, les anciens maîtres de la médecine hindoue conseillaient le changement de résidence. Cette croyance était le fruit d'une longue expérience. Mais le fait capital est l'épidémie signalée par Burke à l'île Maurice en 1775. J'ai connu dans ma jeunesse des vieillards qui en avaient été témoins et qui disaient que c'était la même maladie que celle qui s'était montrée en 1819. Or le choléra n'étant pas endémique à Maurice, il a dû être importé dans cette île en 1775 comme en 1819, et dans les épidémies ultérieures, en 1854, 59, 62, par des navires venant de l'Inde.

Que si les médecins anglais avant 1817 ne croyaient pas à la contagion du choléra dans l'Inde, après cette épidémie ont-ils été généralement édifiés à ce sujet ? La transmissibilité du choléra a été même dans l'Inde l'objet de très-graves controverses, surtout depuis 1817. Twining ne croyait pas à la contagion ; au mois de mars 1827 il était chef du service médical à l'hôpital général de Calcutta, qui regorgeait de cholériques. Aucun des internes, des étudiants, des infirmiers, quoique surchargés de travail et accablés de fatigue, ne prit la maladie. J. R. Martin, l'auteur si éclairé et si sagace de « l'*Influence des climats tropicaux* (1), » dit que bien qu'il ait vécu au milieu du choléra, pendant un grand nombre d'années, dans la présidence du Bengale, il n'a été témoin d'aucun fait favorable à la contagion. Il ajoute qu'il n'a jamais rencontré de médecin militaire dans l'Inde qui crût à la *contagiosité* du choléra indien épidémique. « A l'hôpital général de Calcutta, pendant « vingt-cinq ans, aucun des blanchisseurs et de ceux qui avaient « charge du linge, n'a eu le choléra. Pendant vingt-cinq ans, aucun « des infirmiers qui gardaient, veillaient, lavaient et habillaient les ma- « lades, ou qui jetaient les matières vomies et les garde-robes n'a eu « le choléra. » Enfin, dans ces dernières années, le docteur Macpherson, ex-inspecteur du service médical du Bengale (2), est tout à fait de l'avis de Twining et de Martin. Il croit que le choléra est à peine contagieux dans le bas Bengale ; il cite l'exemple des balayeurs, des blanchisseurs, des infirmiers qu'il n'a presque jamais vus tomber malades du choléra.

Que devient, devant ces témoignages, la nouvelle caractéristique du choléra ? Il est vrai qu'elle s'énonce par un terme fort vague ; et l'on dira peut-être que les grands praticiens du Bengale, que nous venons de citer, ont pu ne pas reconnaître la contagion du choléra dans les hôpitaux, quand pourtant l'épidémie était transmissible d'une localité infectée à une localité non infectée. Mais ce n'est pas là, comme je l'ai déjà fait pressentir, une propriété qui tienne à la maladie elle-même, cela dépend de l'état de prédisposition dans lequel se trouvent les localités ou les individus qui les habitent. L'épithète « envahissant, » employée pour distinguer le choléra de 1817 de celui du siècle passé, est, selon moi, un terme qui peut conduire à bien des erreurs d'interprétation. Il semble indiquer une qualité appartenant à la maladie, et l'on a voulu en effet désigner par là une propriété particulière du choléra. Or cette propriété qui dépend de la contagion, si elle était réelle, où se-

---

(1) Londres, 1856, p. 298.

(2) *Cholera in its home. With a sketch of the pathology and treatment of the disease.* Londres, 1866.

rait-elle plus marquée que dans le berceau de l'épidémie de 1817? C'est là que les médecins les plus considérables la nient dans les termes les plus accentués.

On peut objecter, il est vrai, que ce choléra de 1781 n'a pas envahi le reste de l'Asie et l'Europe comme celui de 1817. Cela dépend-il de ce que ce dernier était plus transmissible, ou bien de ce que des conditions particulières, indépendantes de la maladie, en ont facilité la propagation? Il y a évidemment deux conditions qui règlent la marche des épidémies cholériques. L'une de ces conditions est la contagion ou la transmissibilité du mal lui-même ; l'autre est la disposition particulière des individus et des localités à devenir impressionnés par le mal. Est-on autorisé à dire que la maladie diffère parce qu'elle ne s'est pas transmise? Alors, dans chaque épidémie, dans chaque maladie on trouve, comme je viens de le dire, deux maladies différentes.

Rien donc jusqu'ici ne vient ébranler cette vérité que nous soutenons, à savoir : que le choléra indien est une maladie toujours identique à elle-même et qui n'offre, dans la succession des temps, d'autres différences dans les caractères que celle qu'on rencontre dans toutes les affections zymotiques.

FIN.

Paris. — Imprimerie de Cusset et Cᵉ, rue Racine, 26.

www.ingramcontent.com/pod-product-compliance
Ingram Content Group UK Ltd.
Pitfield, Milton Keynes, MK11 3LW, UK
UKHW020408220726
13923UKWH00004B/1823